AS GRANDES EPIDEMIAS MODERNAS

CB068501

NA
CIO
NAL

AS GRANDES EPIDEMIAS MODERNAS

SALVADOR MACIP

A luta da humanidade contra os inimigos invisíveis

Tradução de
Ricardo Lelis e
Zé Oliboni

Diretor-presidente:
Jorge Yunes
Gerente editorial:
Luiza Del Monaco
Editor:
Ricardo Lelis
Assistência editorial:
Júlia Braga Tourinho
Preparação de texto:
Gisele Múfalo
Revisão:
Laila Guilherme
Coordenadora de arte:
Juliana Ida
Assistentes de arte:
Daniel Mascellani,
Vitor Castrillo
Diagramação:
Isadora Theodoro Rodrigues
Projeto de capa:
Allesblau.studio

© Salvador Macip Maresma (2009), 2020
© Companhia Editora Nacional, 2020

Translation Rights arranged by Asterisc Agents. All rights reserved.

Todos os direitos reservados. Nenhuma parte desta obra pode ser reproduzida ou transmitida por qualquer forma ou meio eletrônico, inclusive fotocópia, gravação ou sistema de armazenagem e recuperação de informação sem o prévio e expresso consentimento da editora.

1ª edição – São Paulo

CIP-BRASIL. CATALOGAÇÃO NA PUBLICAÇÃO
SINDICATO NACIONAL DOS EDITORES DE LIVROS, RJ

M14g

Macip, Salvador
As grandes epidemias modernas/Salvador Macip; tradução Ricardo Lelis, Zé Oliboni. – 1. ed. – Barueri [SP]: Companhia Editora Nacional, 2020.
272 p. ; 21 cm.

Tradução de: Les grans epidèmies modernes
ISBN 978-85-04-02180-6

1. Doenças e história. 2. Epidemias - História. 3. Doenças transmissíveis - História. I. Lelis, Ricardo. II. Oliboni, Zé. III. Título.

20-66917 CDD: 614.409
CDU: 616-036.22(09)

Meri Gleice Rodrigues de Souza - Bibliotecária - CRB-7/6439

NACIONAL

ABDR
EDITORA AFILIADA

Rua Gomes de Carvalho, 1306 – 11º andar – Vila Olímpia
São Paulo – SP – 04547-005 – Brasil – Tel.: (11) 2799-7799
editoranacional.com.br – atendimento@grupoibep.com.br

A menor forma de vida, uma simples bactéria, é um monumento de estruturas e processos sem comparação em todo o universo conhecido.

LYNN MARGULIS E DORION SAGAN
Microcosmos (1986)

É assustador perceber que não há nada que possa parar a evolução implacável dos vírus enquanto se buscam novas estratégias para facilitar sua sobrevivência, uma sobrevivência que poderia muito bem significar a morte de todos os humanos.

C. J. PETERS
Virus Hunter (1997)

Para minha mãe.
Obrigado por todos esses anos de apoio incondicional.

Sumário

Introdução

Um perigo sempre presente

Na primavera de 2009 explodiu no México uma pandemia de gripe que em poucas semanas se estendeu por todo o mundo de forma irrefreável. Ela pegou muitos de surpresa: não se pensava que, com os avanços médicos que temos hoje em dia, ainda poderíamos nos sentir indefesos diante de um vírus tão comum. Os cientistas, no entanto, havia tempo que o estavam anunciando. Quando se publicou a primeira versão deste livro, justo no momento em que aquela pandemia começava a diminuir, fui entrevistado por alguns jornais e repeti diversas vezes a mesma coisa: voltaria a ocorrer outra ao cabo de alguns anos, isso era inegável, e era melhor que nos preparássemos para o caso de o vírus que viesse a circular fosse mais agressivo que o da influenza A (o H1N1), o responsável pela que foi então chamada de "gripe suína" e que tanta dor de cabeça nos proporcionava. É fácil fazer esse tipo de profecia a longo prazo porque, se você não acertar, ninguém se lembrará de culpá-lo anos depois. No entanto, nesse caso não se tratava de uma previsão, mas de uma certeza: todos os especialistas com os quais havia falado enquanto preparava o livro ou cujas obras eu tinha lido concordavam que era inevitável. E qualquer um que estudasse bastante o assunto chegava à mesma conclusão: não se tratava de saber se aconteceria, mas sim quando aconteceria.

Quando eu dizia isso, as pessoas me olhavam mais com uma expressão engraçada e incrédula do que espantada. Outro alarmista, deviam pensar. No epílogo deste livro explico como os editores também se surpreenderam quando previ, com alguns meses de antecedência, a pandemia de 2009. Eles tinham desculpa, porque então ainda não haviam passado por uma doença infecciosa daquelas dimensões, mas aquela atitude deveria ter mudado depois da gripe A (H1N1), a que pode ser considerada a primeira pandemia da era moderna, a primeira que havia atacado um mundo globalizado e sem fronteiras. Isso deveria ter nos alertado do que pode acontecer quando surge um vírus desconhecido contra o qual não temos defesas e que nos obriga a agir rapidamente para evitar uma possível tragédia. Em vez disso, a chegada da Covid-19, a doença causada pelo novo vírus denominado SARS-CoV-2, ainda nos pegou desprevenidos.

Esta segunda grande crise da saúde mundial do século XXI (em termos de vírus) provocou respostas muito parecidas com a primeira. Houve confusão, pânico e incerteza. As informações foram mal gerenciadas, e surgiu desconfiança entre as pessoas. Talvez uma coisa tenha melhorado um pouco: em muitos países agiu-se com mais agilidade e foram compartilhados com maior eficácia dados importantes. Apesar das dúvidas e dos atrasos desnecessários das primeiras semanas, medidas de proteção foram tomadas com mais firmeza. Porém ainda temos de resolver muitos assuntos se desejamos estar bem preparados para as pandemias do futuro.

Felizmente, o SARS-CoV-2 não é o "supervírus" previsto nestas páginas, mas nos coloca mais problemas logísticos do que quaisquer vírus da gripe que temos visto recentemente. Embora ainda não o conheçamos o suficiente, sabemos que se espalha muito rapidamente (em parte porque os doentes são contagiosos durante uma longa fase sem sintomas) e tem uma mortalidade média relativamente baixa, provavelmente próxima a 1% (em perspectiva: dez vezes maior que o 0,1% da gripe sazonal, mas muito menor que os 50% a 80% do Ebola). Se somarmos esses fatores, além das numerosas incertezas, há motivos de sobra para sermos cautelosos e agir com a máxima celeridade possível. É verdade que o quadro que apresenta é relativamente leve na maioria dos casos, mas em outros, e sobretudo em certos grupos da população (como idosos e pessoas com outras doenças graves), pode ser fatal. Esse fato, combinado com a grande facilidade de contágio, pode gerar problemas de saúde globais muito importantes, e por isso é tão essencial pará-lo o mais rápido possível.

Mas, embora a Covid-19 esteja conquistando todos os holofotes midiáticos, não é a única doença infecciosa que deve nos preocupar. As quatro grandes epidemias e pandemias, pelo seu impacto sanitário, continuam sendo a gripe, a Aids, a malária e a tuberculose. É verdade que tivemos o maior surto de Ebola da história recentemente, mas ela não deixa de ser uma doença restrita a certas regiões do planeta. Agora, ao longo desta década, temos visto como a família dos coronavírus ganhou destaque e como esses microrganismos se tornaram capazes de gerar alertas globais. A primeira doença grave causada por esses vírus é a SARS, que no início do século era vista como um possível risco em longo prazo, mas atualmente parece bastante controlada. Depois da SARS veio a MERS (a síndrome respiratória do Oriente Médio), em 2012, que também ficou bastante restrita. Foi somente com o aparecimento do terceiro maior coronavírus, o SARS-CoV-2, que todos os alarmes dispararam.

Então os coronavírus são o novo perigo para a humanidade? Eles mereceriam um novo capítulo ao lado das outras quatro principais doenças infecciosas? É difícil saber neste momento. Os coronavírus geralmente vêm dos morcegos, que agem como reservatórios, o lugar onde os vírus sobrevivem e se reproduzem, e é muito provável que outras cepas acabem passando para humanos em zonas onde há mais contato com animais (a China é uma das principais fontes de problemas devido às suas tradições e pelo pouco controle nos mercados públicos, que vendem animais selvagens). Mas teremos de esperar para ver se isso acabará sendo um problema de saúde importante o suficiente nas próximas décadas.

Quanto à Covid-19, seu impacto dependerá de quão rápido se conseguirá uma vacina e de sua eficácia (um trabalho intensivo nesse sentido está sendo realizado em todo o mundo), bem como da capacidade de mutação do vírus. Parece claro que a Covid-19 é séria o suficiente para ser levada em consideração e ainda trará problemas relevantes por uma boa temporada, mas é mais provável que acabemos por dominá-la, se tudo der certo. É possível que depois ocorram novos surtos, mas o mais normal seria que nunca mais causasse uma pandemia como a de 2020, uma vez que boa parte da população adquirirá alguma imunidade por ter entrado em contato com o vírus, e assim tenhamos as ferramentas complementares adequadas (vacinas, antivirais etc.). No entanto, isso não nos permite baixar a guarda: precisamos insistir que haverá mais pandemias, e o perigo de que uma delas seja causada por um vírus ainda mais agressivo sempre estará presente.

Vamos fazer a lição de casa

O que podemos fazer enquanto isso? Preparar-nos para o futuro. É fácil esquecer o problema latente das pandemias quando acabamos de superar uma, e é improvável que a próxima apareça em breve, por uma questão de estatística. Mas os governos têm a obrigação de planejar medidas de resposta rápida e, o mais importante, instruir a população. Sem a participação das pessoas, de todas as pessoas, não podemos lidar com infecções com garantias de sucesso. Já vimos isso duas vezes neste século: quando há uma crise em nível global, precisamos contar com todos para erradicar o problema. As conclusões que podemos tirar em 2020 são as mesmas de 2009. A mais importante: quando um novo vírus aparece, é preciso uma ação rápida e coordenada até entendermos a extensão dos sintomas que ele causa, mesmo que, em princípio, pareça leve. E isso só se conseguirá se todos entendermos como funciona uma doença infecciosa e qual é o verdadeiro poder dos microrganismos.

Embora possa parecer exagerado, isolar populações infectadas, promover a higiene e evitar grandes aglomerações são estratégias muito eficazes nessas situações, sobretudo para evitar um colapso pontual do sistema de saúde de um país, o que acabaria gerando muitas vítimas colaterais. Durante os estágios iniciais de uma epidemia, essa é a chave. Mas também é necessário melhorar a gestão pública da crise, que sempre é um dos pontos frágeis. Sempre haverá alguém que acreditará que tudo não passa de uma conspiração ou um exagero, mas o que precisamos conseguir é que este ponto de vista não contamine as pessoas e que elas prestem atenção naqueles que sabem do assunto. Portanto, é preciso haver uma estratégia de comunicação coordenada e fundamentada, se possível com uma única fonte confiável de informações (talvez a OMS ou um novo organismo), respaldada e respeitada por todas as autoridades e pelos meios de comunicação. Também é preciso que todos nos esforcemos para aprender um pouco mais sobre os micróbios.

A SARS e a MERS estavam emitindo alertas sobre o perigo que um micróbio dessa família poderia representar se fossem dadas as condições adequadas, e os cientistas levantaram suas vozes para anunciar isso. Muitos consideraram exagero, porque no fim nenhuma das duas epidemias tinha sido tão grave quanto inicialmente previsto. Agora, com milhares de pessoas afetadas pela Covid-19, dos Estados Unidos até a Austrália, o temor de estar desprotegido diante dos micróbios à nossa volta se generalizou. Qual é a atitude mais correta? Ficarmos despreocupados a ponto de não dar ouvidos às advertências dos especialistas ou entrarmos em pânico por sair à rua e respirar uma atmosfera cheia de assassinos invisíveis? O melhor, é claro, seria encontrar um meio-termo.

No entanto, para tomar esse tipo de decisão, nos faltam informações claras sobre os riscos que existem hoje em dia de contrair uma infecção grave e o que podemos fazer para evitá-la. Nem sempre é fácil obtê-las, porque na mídia sempre encontramos opiniões contraditórias, desde aquelas que anunciam um apocalipse até as que acreditam que não há necessidade de sofrer por nada. Quem tem razão? Precisamos respeitar os vírus e as bactérias e entender que nem sempre podemos derrotá-los, e também precisamos saber até que ponto é possível, em pleno século XXI, que uma pandemia cause milhões de mortes, como já se viu diversas vezes ao longo da história.

Uma ferramenta para entender o presente e preparar o futuro

É aqui que os cientistas podem ajudar um pouco. Livros como este podem aportar uma humilde contribuição ao conhecimento geral e, assim, pouco a pouco, fazer com que os micróbios deixem de ser grandes desconhecidos dos quais só falamos quando é tarde demais. Aqui você encontrará algumas ferramentas para entender melhor o funcionamento das infecções e quais recursos dispomos para freá-las. São informações que podem ser úteis no futuro, mas especialmente relevantes agora, quando a Covid-19 perturbou nosso modo de vida. Por isso o publicamos em uma edição atualizada e ampliada, que inclui tudo o que sabemos sobre os coronavírus.

Ao longo das próximas páginas, tentei suprir as deficiências no conhecimento geral sobre os micróbios e fazer chegar ao público, de maneira direta, informações básicas sobre doenças tão corriqueiras e ao mesmo tempo tão desconhecidas como a gripe, a Aids e outras causadas pelos micróbios mais importantes. Em algumas frentes de nossa luta contra as infecções, continuamos em um empate tático, sem nenhuma garantia de que a situação continuará assim indefinidamente. Em outras, estamos claramente perdendo o jogo. De acordo com alguns especialistas, a situação pode piorar a qualquer momento, sem que possamos fazer nada para evitá-la. Não podemos confiar em nossas poucas vitórias, porque todo o terreno ganho pode ser perdido da noite para o dia se não tomarmos cuidado.

Poucas áreas despertam tanto temor e incompreensão como a microbiologia, o estudo dos organismos invisíveis que tanto nos ajudam a sobreviver quanto ameaçam nos varrer da face da Terra. Nos últimos anos, não só vimos o fantasma da gripe voltar às primeiras páginas dos jornais como também tivemos de aprender a conviver com a pandemia que mais tem feito nossa espécie sofrer desde muitos séculos, a Aids, a ponto de fazer muitos perderem o respeito por ela. Ouvimos notícias sobre o avanço de uma tuberculose que não pode ser curada com nenhum medicamento e achamos que era um problema que nunca nos afetaria. Graças a campanhas irresponsáveis da mídia, ficamos com tanto medo das vacinas que a saúde infantil sofreu um retrocesso no tempo em algumas décadas. Descobrimos que um pó branco dentro de um envelope pode manter um país inteiro aterrorizado por meses. Temíamos que a próxima guerra fosse travada ao jogar bactérias mortais na população civil. Vimos como os militares consideravam que uma doença que acreditávamos ter sido erradicada podia chegar a ser mais eficaz que uma bomba atômica. Por trás de tudo isso sempre há os mesmos culpados: os micróbios.

Precisamos perceber que vírus e bactérias não apenas moldaram a história da humanidade, mas ainda são os responsáveis por milhões de mortes, mesmo que nem sempre venham à tona. Precisamos conhecer bem o assunto para não nos deixar levar pelas notícias exageradas que encontramos na mídia, mas ao mesmo tempo saber reconhecer quando é necessário agir rapidamente. Precisamos estar cientes de quais são as estratégias que temos para lidar com os microrganismos e até que ponto eles podem nos proteger. E precisamos, sobretudo, destruir uma série de mitos e falsas crenças que estão dificultando os avanços da saúde. Meu objetivo como educador é poder remediar algumas dessas deficiências.

O livro está dividido em duas partes, que são independentes e poder ser lidas na ordem que o leitor preferir. Na primeira, mais geral, explicaremos o que são os microrganismos e falaremos sobre as epidemias históricas que ameaçaram gravemente a nossa sobrevivência. A segunda se centrará nas principais doenças de origem infecciosa que ainda não conseguimos controlar e às quais podemos chamar, com toda a propriedade, das quatro grandes pragas modernas: a gripe, a Aids, a tuberculose e a malária. Elas são importantes pelo número de pessoas afetadas ao redor do mundo, por seu grande impacto econômico e social, por sua agressividade e, em alguns casos, pelos poucos meios dos quais ainda dispomos para lutar contra elas. Algumas já estão espalhadas por todo o planeta. Outras estão limitadas a regiões específicas, mas nem por isso deixam de atingir um grande número de vítimas. Avaliaremos quão longe estamos de superá-las e quais os riscos de vê-las se tornar tragédias sem controle. Também faremos uma menção especial à gravidade da atual pandemia e como se prevê que será sua evolução.

Este livro deseja suscitar uma série de perguntas que eu julgo necessárias. Nosso futuro depende dos microrganismos? Por que os antibióticos param de ser eficazes? Por quanto tempo mais eles nos servirão? Em algum momento poderá ser encontrada uma vacina contra a Aids? Ou curá-la? Por que despertam tanto temor as gripes que vêm dos animais, como a aviária e a suína? Hoje em dia, uma epidemia de gripe pode exterminar a metade dos habitantes do planeta? Temos medidas para impedir que infecções perigosas se espalhem? Devemos temer um ataque com armas biológicas? Somos imunes a doenças infecciosas que já foram erradicadas? O que podemos fazer para evitar que nos infectemos? As vacinas podem causar autismo? A seguir, mergulharemos no emocionante mundo microscópico dos vírus e das bactérias para encontrar essas respostas.

Acho que ninguém duvida que, hoje em dia, as doenças infecciosas sejam um problema global. Começam em um canto do planeta, mas nosso estilo de vida faz com que se espalhem como fogo. As pandemias continuarão sendo frequentes, e precisamos aprender com cada incidente para que, da próxima vez, as coisas melhorem para nós. São problemas que não podemos ignorar. Espero que este livro ajude você a ver o que significa compartilhar o planeta com todos esses inimigos invisíveis e, ao final, que saibamos encontrar este ponto tão necessário entre o alarme e a prudência, que nos permitirá sobreviver como espécie por muitos milênios mais.

PRIMEIRA PARTE

Compartilhar o mundo com os microrganismos

1.
Companheiros de viagem

Nós, seres humanos, temos conseguido escapar de nossos predadores. Na segurança do ambiente urbano, não precisamos sofrer por sermos devorados por leões, tigres ou outros carnívoros mais fortes e rápidos do que nós. Isso nos permitiu ocupar com sucesso todos os ecossistemas e nos multiplicar como nenhum animal havia feito antes. É por isso que muitas vezes pensamos que somos invulneráveis, pelo menos quando se trata de competir com os outros habitantes da Terra pela nossa sobrevivência diária.

Essa imagem é totalmente errônea. Estamos imersos em uma luta constante contra um adversário tão poderoso que poderia eliminar nossa raça em questão de meses. De fato, isso esteve a ponto de acontecer mais de uma vez. Estamos falando dos microrganismos, nossos inimigos invisíveis, os milhões de seres microscópicos com os quais compartilhamos nosso *habitat*; bactérias, vírus e muitas outras minúsculas formas de vida com as quais mantemos uma relação de amor e ódio muito especial. Graças a eles estamos vivos. Por culpa deles morrem aproximadamente catorze milhões de pessoas por ano. Por que ainda somos vulneráveis a organismos tão pequenos? Neste capítulo conheceremos os principais tipos de micróbios e como eles interagem com os humanos.

Eles chegaram aqui primeiro

Os micróbios são os habitantes mais antigos deste planeta. Eles surgiram entre 3 e 4 bilhões de anos atrás, mas os humanos não os descobriram até há pouco mais de um século, quando a ciência avançou o suficiente para nos permitir vê-los de perto com a ajuda de um microscópio. Nos primeiros 2 bilhões de anos, os micróbios, especificamente as bactérias, tinham a Terra só para elas. De fato, os microrganismos foram os primeiros a aparecer e certamente também serão os últimos a sumir, porque não são apenas a forma de vida mais diversificada, mas também a que mais facilmente se adapta a qualquer condição. Se alguma catástrofe eliminasse a maior parte da vida no planeta, eles provavelmente seriam os únicos sobreviventes.

Há mais de 1 milhão de tipos diferentes, a maioria deles inofensivos. Os principais são as bactérias e os vírus, mas também estão incluídos nesse grupo certos fungos, algas e amebas. Tanto em quantidade quanto em peso, os microrganismos são predominantes entre os seres vivos. Se pudéssemos colocar em uma balança todos os micróbios de um lado e todos os animas do outro, os primeiros pesariam 25 vezes mais. Os micróbios que crescem mais rápido se duplicam a cada 13 minutos e os mais lentos, a cada 14 dias. Nesse ritmo, se houvesse todos os nutrientes possíveis e as condições adequadas, uma única bactéria poderia gerar em três dias uma colônia que pesaria tanto quanto a Terra inteira.

O ESPAÇO: A ÚLTIMA FRONTEIRA

As bactérias também podem sobreviver no espaço sideral. Foram encontradas algumas muito pequenas (como a *Herminiimonas glaciei*, descoberta em 2009), que podem durar mais de 120.000 anos debaixo de três quilômetros de gelo e praticamente sem oxigênio ou nutrientes, condições muito semelhantes às que poderiam ser encontradas fora deste planeta.

Devemos ter em mente que é graças aos micróbios que este planeta é habitável. Há 2,7 bilhões de anos apareceu um tipo de bactéria capaz de aproveitar a luz solar para transformar água e CO_2 em energia. Um efeito colateral desse processo, chamado fotossíntese, é a geração de oxigênio. O oxigênio, como a fumaça tóxica de um motor de carro, foi se acumulando em grandes quantidades e "contaminando" a atmosfera terrestre. Essa poluição inesperada acabou sendo providencial para nós: permitiu o surgimento de uma nova classe de seres, entre eles o homem, que precisa de oxigênio para suas funções básicas. Ainda hoje, as bactérias são importantes para manter o equilíbrio do planeta: sem elas, a vida aqui seria extinta.

Temos de agradecer a elas por mais coisas: as bactérias são, além disso, nossos antepassados. Como dissemos, no princípio a vida na Terra se limitava a esses pequenos organismos formados por uma única célula. Pouco a pouco, formaram-se grupos de células que atuavam em conjunto e se especializavam em diferentes funções, chamadas organismos multicelulares. Esse é o caminho que levou à grande diversidade biológica que conhecemos hoje em dia. Como prova de nossas origens humildes, dentro das células humanas ainda existem estruturas que vêm diretamente daquelas bactérias originais e são imprescindíveis para que possamos viver.

NOMENCLATURA

Por convenção, os microrganismos, como todos os outros seres vivos, são designados por um primeiro nome (com a primeira letra em maiúscula) e um sobrenome, ambos em latim. O primeiro nome corresponde ao gênero, e o sobrenome está relacionado à espécie. O nome pode ser abreviado só com a inicial, e ambos costumam ser escritos em itálico.

Exemplo: *Mycobacterium tuberculosis* (ou *M. tuberculosis*), uma espécie de bactéria do gênero das micobactérias que causa a tuberculose.

Passageiros pacíficos

Não precisamos encarar os microrganismos necessariamente como uma ameaça. Ao contrário: a convivência com alguns deles nos traz muitos benefícios e determina o bom funcionamento do organismo. O corpo humano, um dos organismos multicelulares mais complexos que existem, é constituído por cerca de 100 trilhões de células. Mas isso precisa ser esclarecido: 100 trilhões de células *humanas*. Se desejamos ser exatos, também precisamos contar todos os microrganismos que vivem dentro de nós. Inicialmente estimou-se que eles poderiam ser dez vezes mais numerosos que as nossas próprias células, mas dados mais recentes sugerem que este número estaria mais próximo a um micróbio por célula humana. Seja como for, podemos dizer que o corpo humano está colonizado por milhões de microrganismos, de aproximadamente 400 espécies diferentes, que normalmente não causam doença nenhuma. Se os juntássemos, eles chegariam a pesar um quilo. Esses fatos balançam a nossa cabeça o suficiente para fazer com que nos perguntemos o que é realmente o ser humano. Uma mistura de células altamente especializadas e micróbios que convivem em harmonia? Deste ponto de vista, talvez não sejamos nada mais que um ecossistema ambulante onde uma série de microrganismos sobrevivem pacificamente.

Os micróbios que nos acompanham não fazem só o papel de passageiros aproveitadores. Esses "clandestinos" são muitos importantes para o nosso metabolismo: os humanos, como todos os animais, dependem deles para sobreviver. Deles obtemos vitaminas e nutrientes, além de proteção contra as infecções causadas pelos seus irmãos mais tóxicos. As vacas, por exemplo, não poderiam digerir o capim sem a ajuda das bactérias que carregam em seu tubo digestório, nem os cupins poderiam tirar proveito da celulose da madeira. Existem plantas que usamos como alimentos, entre as quais a ervilha e o feijão, que precisam das bactérias para poder fixar o nitrogênio essencial do solo.

Como prova de sua importância, acredita-se que, durante o parto, as mães transmitem aos seus filhos as bactérias "boas", que se instalarão em seu sistema digestório e os protegerão no futuro. Por isso, estudos estão sendo realizados para ver o que acontece com os bebês nascidos por cesariana, já que são poupados da viagem pelo canal vaginal, que lhes dá seus primeiros microrganismos. Ainda não se sabe que efeito isso poderia ter em sua saúde futura.

E o fato é que, na área da saúde, se dá cada vez mais importância ao que se chama de microbiota, o conjunto de todos os microrganismos que cada pessoa carrega dentro de (e sobre) si mesma. Acredita-se que, dependendo de quais micróbios formam a microbiota, podemos ser mais propensos a certas doenças ou condições.

Um exemplo disso seria que o tipo de bactéria encontrada no intestino determina se ganhamos peso ou não, conforme proposto inicialmente por um estudo de 2006. Depois de isolarem as bactérias intestinais de alguns ratos de peso normal e de outros que eram obesos, cientistas observaram que as bactérias dos últimos ajudavam a fazer com que os ratos engordassem mais, ainda que seguissem a mesma dieta. Nós, humanos, temos entre 500 e 1.000 espécies diferentes de bactérias no tubo digestório, e é bem possível que elas tenham participação na suscetibilidade pessoal que temos em engordar ou não. Estudos mais recentes endossam essa teoria: por exemplo, em 2009 descobriu-se que as mulheres obesas têm uma elevada presença na saliva de uma bactéria chamada *Selenomonas noxia*. No sentido oposto, as magras têm um conjunto de bactérias muito diferente.

Isso demonstra que não só os nossos intestinos estão cheios de microrganismos. Na boca, por exemplo, temos normalmente entre 6 e 30 tipos de bactérias. A pele é outro órgão onde vivem milhares delas. Acreditava-se que a maioria era de bactérias do gênero *Staphilococus*, porque, quando são cultivadas em laboratório amostras retiradas da pele humana, estas são as mais visíveis. No entanto, isso não significa que não existam muitas outras que não sejam tão rápidas em proliferar. De fato, com as

EFEITOS COLATERAIS

Há muito se sabe que tomar antibióticos pode desequilibrar bactérias "boas". Os medicamentos eliminam a infecção, mas não sabem diferenciar os micróbios nocivos dos inofensivos. Dependendo do tratamento, em alguns casos pode levar semanas até que a composição bacteriana do intestino, por exemplo, seja totalmente recuperada. Isso pode ocasionar diarreias ou novas infecções por outras bactérias nocivas, especialmente em doentes já debilitados.

novas ferramentas de análise genética, tem sido possível observar que o conjunto de habitantes da pele humana é muito mais complexo do que pensávamos: até mil espécies diferentes, uma quantidade parecida com a encontrada nos intestinos. A região detrás da orelha é a que tem menos diversidade de bactérias, apenas 15 tipos, enquanto no antebraço encontramos até 44. Essa distribuição poderia explicar, por exemplo, por que algumas doenças de pele surgem especificamente em algumas regiões e não em outras. Como nos intestinos, as bactérias da pele desempenham funções importantes, como algumas que vivem em áreas mais oleosas e produzem uma substância hidratante para impedir que a pele rache.

Nos últimos anos, vários estudos foram lançados para identificar todos os microrganismos que existem em diferentes órgãos, geralmente utilizando técnicas modernas para ler seus genes, no intuito de relacioná-los à obesidade ou a outras doenças. Esses estudos nos permitirão ter uma ideia dos micróbios que carregamos, mas a flora que cada um de nós possui é realmente única. É quase como nosso DNA. Ela depende mais da região onde vivemos do que dos nossos genes, e nossos hábitos pessoais têm também uma grande influência. Um artigo de janeiro de 2009 mostrou que o conjunto de bactérias intestinais variava mesmo entre irmãos gêmeos. No entanto, membros da mesma família que vivem juntos têm floras semelhantes. O artigo também observou que a obesidade reduz a diversidade de nossa flora e altera os genes e o metabolismo dos microrganismos. Especula-se que isso poderia ter consequências desconhecidas para a nossa saúde.

Esse conhecimento que estamos adquirindo sobre os micróbios que coexistem conosco levou a perguntas sobre se eles podem ser usados para fins terapêuticos. Atualmente, estão sendo estudadas maneiras de mudar a composição da microbiota de uma pessoa para tentar curar doenças ou até regular seu metabolismo e fazê-la perder peso. A maneira mais fácil é retirar os micróbios dos excrementos de alguém saudável e transferi-los para o paciente: é o que se conhece informalmente como transplante de fezes, embora não seja um processo tão simples quanto parece, porque é preciso filtrar, antes de tudo, os micróbios ruins e outros contaminantes.

Ainda não se sabe se isso terá alguma utilidade real, mas o inegável é que a microbiota desempenha um papel importante em nossa saúde, tanto positiva quanto negativamente. Isso pode ir além do que pensávamos inicialmente. Alguns estudos até mostram que os micróbios que vivem em nossos intestinos podem ter um efeito no cérebro, influenciando de alguma forma o comportamento.

O lado sombrio

É sabido que nem todos os micróbios são tão benéficos quanto os que acabamos de descrever. De todos os que existem, foi observado que apenas 1.415 demonstraram causar doenças infecciosas em humanos. Eles são o que chamamos de *patógenos,* e, embora sejam uma minoria, seu impacto na nossa sociedade tem sido imenso.

As infecções ocorrem quando um desses patógenos consegue entrar em nosso organismo e supera nosso sistema de defesa. Os problemas surgem no momento em que o micróbio começa a utilizar os recursos do organismo que invadiu para se multiplicar sem parar. Se ele não é parado a tempo, isso acaba interferindo no funcionamento normal do corpo e gerando os sintomas próprios de cada infecção, dependendo dos órgãos preferidos pelo invasor. Alguns desses sintomas são comuns a muitas doenças infecciosas, como a febre, os calafrios ou o mal-estar em geral.

É comum acreditar que, graças à descoberta dos antibióticos, os micróbios patogênicos deixaram de ser a terrível ameaça que eram até poucas décadas atrás. De certa forma, isso é verdade. Ainda assim, estamos longe de poder ficar tranquilos. Por um lado, bactérias resistentes aos antibióticos mais utilizados estão constantemente sendo descobertas. Por outro, existem algumas doenças graves que não têm vacina nem tratamento. E ainda há outras que os têm, mas não somos capazes de controlá-las. Além disso, é preciso lembrar que os antibióticos são úteis apenas contra as bactérias, enquanto não fazem nada aos vírus. É verdade que para lutar contra esses micróbios temos os antivirais, mas eles não são tão eficazes e ainda não desenvolvemos uma variedade tão ampla deles. Esta é, portanto, uma luta que nunca terminará.

Um pouco de terminologia

Quando se trata de infecções, há vários termos frequentemente usados para definir seu escopo. Por exemplo, um surto é uma infecção localizada em um grupo relativamente pequeno de pessoas, como uma família, uma escola ou até uma vila. Um caso típico seria a intoxicação alimentar, que geralmente afeta apenas aqueles que comeram um prato que continha micróbios patogênicos.

O próximo nível é a epidemia, que é definida, de maneira um pouco subjetiva, como um acúmulo de pessoas infectadas acima do número "normal". Por exemplo, se uma doença é muito rara, alguns casos já podem ser considerados uma epidemia. Quando uma epidemia se espalhou para mais de um continente ou mesmo para todo o planeta, chamamos de *pandemia*.

Tecnicamente, a OMS só declara de maneira oficial que há uma pandemia quando uma doença excede seis fases, que vão desde a detecção do micróbio em animais (fase 1) até a presença continuada da doença em mais de uma das regiões definidas pela organização (fase 6).

Uma doença infecciosa que permanece presente em uma região de forma constante, sem que diminua ou aumente significativamente o número de casos, é considerada endêmica. Por exemplo, a malária é endêmica em muitas partes da África. Para que um surto se torne uma epidemia, uma pandemia ou uma endemia, dependerá de muitos fatores, entre eles a velocidade com que se espalha e a virulência da doença que causa.

A capacidade que uma infecção tem de se espalhar é definida por uma variável chamada *R0*: ela representa o número de novas infecções que cada doente pode gerar, em média. Ou seja, quantas pessoas mais pode contagiar cada uma das pessoas infectadas pelo micróbio (veja o quadro). Também é importante saber por quanto tempo uma pessoa pode infectar outras. Na maioria das doenças infecciosas, há um período de incubação durante o qual ainda não aparecem sintomas, mas no qual o micróbio muitas vezes pode ser transmitido. Quanto mais longo é esse período, maior é o risco de espalhar o surto, visto que não se sabe há quanto tempo a pessoa está infectada e não se tomam as precauções adequadas para evitar o contágio. Um exemplo conhecido é o contágio da Covid-19, que, durante os primeiros dias (entre 10 e 15), passa despercebido mas já pode ser contagioso. O caso extremo é a Aids, que pode não mostrar sinais durante anos. Às vezes, há pessoas infectadas que nunca desenvolverão a doença, mas ainda serão capazes de transmiti-la a outras pessoas. Elas são os chamados *portadores*.

QUAL DOENÇA SE ESPALHA MAIS RÁPIDO?

Estima-se que a pandemia de gripe de 1918 teve um R0 – ou seja, a capacidade de contágio de um microrganismo – de cerca de 4 (isso significa que cada doente infectava 4 outras pessoas). A gripe sazonal (a de todo ano) tem normalmente um R0 entre 1 e 3. A pandemia de gripe A (H1N1) de 2009 tinha um R0 de apenas 1,4. O do sarampo é de 15, o que a torna uma doença muito mais contagiosa que as demais. O da varíola estava entre 5 e 10 e o da Aids, entre 10 e 12. O da Covid-19 ainda está sendo calculado, mas poderia estar próximo a 2.

Outro fator importante para definir a agressividade de um surto é a gravidade dos sintomas que causa. Eles podem variar desde uma febre leve e algum mal-estar (como em um resfriado comum) até a morte. Diz-se que a *virulência* da infecção é determinada pela intensidade dos efeitos que ela causa nas pessoas. Uma infecção que se espalha rápido

MARIA TIFOIDE

Mary Mallon (1869–1938) entrou para a história com o apelido de "Maria Tifoide", a primeira pessoa identificada nos EUA como portadora da febre tifoide (uma doença causada pela bactéria *Salmonella*, transmitida por meio de alimentos ou água contaminados), sem jamais ter estado doente. Maria era uma espécie de "epidemia ambulante": infectou 53 pessoas ao longo da vida, mas sempre negou que fosse a culpada. Além do mais, ela nunca quis deixar seu emprego de cozinheira, apesar da grande possibilidade que tinha de infectar os outros por meio dos alimentos que preparava. Mesmo quando a proibiram de cozinhar, ela mudou seu nome para poder continuar se dedicando ao ofício e, portanto, continuar infectando e matando seus clientes.

(ou seja, tem um R0 alto) geralmente tem baixa virulência, mas, mesmo assim, ainda pode causar um grande problema sanitário, como vimos com a Covid-19. Por outro lado, se uma doença mata uma porcentagem elevada de infectados, é mais comum que seja difícil de ser transmitida e, portanto, é pouco provável que chegue a causar uma pandemia (pois permanecerá localizada). O exemplo típico nesse caso seria o Ebola, que possui uma letalidade muito elevada mas não costuma passar de um surto ou, no máximo, de uma epidemia. Uma combinação de transmissão fácil e virulência alta é o que é mais perigoso. Por sorte, é bem pouco provável de acontecer.

Às vezes, os animais participam nos ciclos infecciosos, tornando-se *reservatórios*, ou seja, um local onde os micróbios podem se acumular e de onde podem, no futuro, voltar a infectar os humanos. Muitas vezes, os animais que atuam como reservatórios não são afetados pela presença do micróbio nem apresentam sintomas de doença. A existência dos reservatórios dificulta a eliminação total de um micróbio. Alguns exemplos são os porcos e as aves, reservatórios comuns dos vírus da gripe, ou os mosquitos, reservatórios da malária. Muitas das principais pandemias atuais vêm de vírus que passaram para os humanos vindos de animais que atuavam como reservatórios, como os macacos, no caso da Aids, ou provavelmente os morcegos, no caso da Covid-19.

As bactérias

Para concluir este capítulo, primeiro falaremos brevemente sobre os três tipos de microrganismos mais importantes sob o ponto de vista médico: as bactérias, os vírus e os fungos. As bactérias são micróbios constituídos por uma única célula. No século XVI, algumas teorias propunham que certas doenças eram transmitidas por algum tipo de "semente", que passava de uma pessoa para outra, mas, sem os instrumentos necessários, era impossível comprovar essa ideia. Foi somente no século XVII, quando o holandês Antonie van Leeuwenhoek inventou o microscópio, que esses "germes", como eram originalmente chamados, foram descobertos. Em uma de suas primeiras observações, ele descreveu um tipo de "animais pequenos" e muito abundantes, que estavam por toda parte. Leeuwenhoek os chamou de *animalculae*, e sugeriu que eles eram os responsáveis pelas infecções. Somente no século XIX isso pôde ser comprovado, e, em 1838, os *animalculae* de Leeuwenhoek passaram a ser chamados oficialmente de bactérias.

Existem muitas classes de bactérias, e elas podem assumir várias formas. As mais típicas são as redondas, chamadas de *cocos*, enquanto as alongadas são conhecidas como *bacilos*. Elas são encontradas em abundância em todos os lugares. Por exemplo, existem cerca de 40 milhões de bactérias por grama de terra e 1 milhão por mililitro de água. Se contássemos todas as bactérias do planeta, isso nos daria uma cifra com 30 zeros. É por isso que se acredita que a maioria dos tipos que existem ainda não tenha sido descoberta nem identificada.

Como dizíamos no início, as bactérias desempenham funções em muitos processos importantes dos nossos ecossistemas, entre eles reciclar nutrientes por meio da fixação e da putrefação do nitrogênio. Elas também são necessárias para a fermentação: sem o trabalho das bactérias não teríamos queijo, vinho, vinagre nem iogurte. Os avanços científicos possibilitaram seu uso também nos laboratórios de pesquisa, e as novas técnicas de bioengenharia nos permitiram aproveitá-las para produzir insulina e anticorpos.

Elas se multiplicam por um processo chamado *bipartição*, durante o qual uma bactéria se divide em dois filhos exatamente iguais. A informação genética das bactérias está contida em um único cromossomo de estrutura circular (lembrando que os humanos têm 23 pares de cromossomos em forma de "X"). Contudo, elas também podem ter genes isolados, independentes do cromossomo, que geralmente são obtidos de trocas com outras bactérias. Esses genes "extras" são chamados de *plasmídeos* e são muito importantes nas infecções: os plasmídeos possibilitam que as bactérias desenvolvam novas habilidades, como resistir a um antibiótico ou gerar uma nova toxina mortal, a exemplo do que acontece nos casos de difteria e cólera. Outras doenças causadas por bactérias são a tuberculose e a peste.

O vírus: a menor forma de vida?

Os primeiros indícios de que existem microrganismos menores que as bactérias datam da década de 1870, quando cientistas holandeses perceberam que havia agentes misteriosos que podiam atravessar os filtros que retinham as bactérias e, assim, causar infecções. O primeiro vírus foi descrito em 1898, e desde então foram identificados mais de 5.000 tipos. Como no caso das bactérias, acredita-se que a maioria ainda não foi descoberta.

O vírus é a menor forma de vida que existe (entre 100 e 500 vezes menor que a bactéria), ainda que muitos discutam se tal forma está viva ou não. A razão para isso é que ele não é capaz de funcionar sozinho: precisa invadir uma célula para poder se dividir. De fato, o vírus nada mais é que um grupo de genes cercados por uma cápsula mais ou menos complexa que lhe permite invadir as células de animais, plantas ou até as próprias bactérias. Ao contrário das bactérias, os vírus geralmente não trazem nenhum benefício para aqueles que são infectados: eles são mais parasitários.

O vírus também é o organismo mais abundante do planeta, e é encontrado em todos os ecossistemas. Se colocássemos em fila indiana todos os que existem nos oceanos, por exemplo, a fila terminaria 100 vezes mais além do limite da nossa galáxia. Alguns são inofensivos para os seres humanos, e outros podem causar doenças crônicas (como a hepatite) ou agudas (como a gripe ou o resfriado). As infecções virais geralmente são generalizadas e não causam dor, ao contrário das bacterianas, que frequentemente são localizadas e causam inflamação e danos à área afetada.

Os vírus também podem ser usados a nosso favor. Eles são essenciais, por exemplo, como ferramentas em um grande número de experimentos laboratoriais. Eles nos permitem introduzir genes nas células, que podem ser usadas não apenas em experimentos, mas também em tratamentos, como a terapia genética. E os vírus que atacam bactérias (chamados *bacteriófagos*) são estudados há muito tempo para uso como alternativa aos antibióticos.

Nossos conhecimentos atuais de genética e biologia molecular nos permitem manipular os vírus de qualquer forma imaginável: “As possibilidades são ilimitadas”, afirma o virologista galego Luis Martínez-Sobrido, catedrático e chefe de um grupo de pesquisa em virologia no Texas Biomedical Research Institute, de San Antonio, Texas, Estados Unidos. “Nos últimos 60 anos, desde que Watson e Crick descreveram a estrutura do DNA, mais progressos foram feitos no estudo dos seres vivos do que em toda a história da humanidade.”

Certamente, há alguns anos conseguimos brincar com os genes contidos em um vírus, colocando-os ou removendo-os conforme nos conviesse, dependendo se o objetivo é eliminar uma de suas funções ou adicionar uma nova. Por exemplo, no estudo da vacina contra o Ebola, foi usado um vírus inofensivo para os humanos, o VSV, e nele foram introduzidos genes do Ebola, com a esperança de que, assim, causasse uma resposta imunológica sem que desenvolvesse a doença. "Do ponto de vista técnico, é uma questão de tempo podermos fazer com os vírus qualquer coisa que nos ocorra", explica o Dr. Martínez-Sobrido. "Como diz o personagem do filme *Eu sou a lenda*, os vírus são como carros: com um bom motorista ao volante, ele nos levará aonde quisermos e nos beneficiaremos disso. Um motorista ruim, no entanto, pode causar a morte."

É preciso ter em mente que o estudo dos vírus é complexo e caro, sobretudo devido à sua dimensão. Segundo o Dr. Martínez-Sobrido, "os virologistas são parecidos com os astrônomos. Ambos necessitam de aparelhos grandes e caros para aumentar objetos muito pequenos e distantes. Os vírus são tão minúsculos que não podem ser vistos com os microscópios tradicionais; eles requerem microscópios eletrônicos, caros e complexos. A ciência da computação vem revolucionando esse campo, mas também tem um custo econômico significativo, assim como os reagentes necessários para o cultivo e o estudo dos vírus. No entanto, a principal limitação não são os recursos financeiros, mas os de pessoal. Ultimamente, o espírito aventureiro e pesquisador parece estar desaparecendo, talvez porque nossa sociedade valorize outras qualidades além de pesquisar ou trabalhar para melhorar a qualidade de vida. No fim das contas, o orçamento para um laboratório de pesquisa é menor que o salário de muitos jogadores de futebol".

Os vírus não são prejudiciais apenas em razão das doenças infecciosas que causam: descobriu-se que eles também desempenham um papel importante no câncer. Segundo especialistas, até 20% dos cânceres poderiam ter causa viral, embora no momento apenas alguns sejam conhecidos e esse número possa realmente ser muito maior. Por exemplo, há uma relação entre certos tipos de hepatite e o câncer de fígado, o HTLV-1 e a leucemia, e entre o vírus do papiloma humano e o câncer de útero (por essa razão, desenvolveu-se uma vacina para proteger as mulheres contra o vírus e, portanto, contra o câncer).

Acredita-se também que o aparecimento do diabetes possa ter algo a ver com infecções virais prévias, segundo estudos. Uma teoria sugere que alguns tipos de vírus forçariam o sistema de defesa a atacar nossos próprios tecidos, o que acabaria destruindo as células pancreáticas que produzem a insulina.

Fungos: os cogumelos microscópicos

O terceiro principal grupo de microrganismos que causam grandes problemas de saúde são os fungos. Há 1,5 milhão de espécies diferentes deles, entre as quais, uma vez mais, apenas uma pequena parte – 5% – é conhecida. Foram identificados cerca de 300 deles que são tóxicos para os homens. Os fungos são geralmente organismos maiores e mais complexos que as bactérias ou os vírus. A maioria é composta por conjuntos de células, mas também existem alguns que possuem apenas uma. Muitos deles são microscópicos, porém algumas espécies de fungos são facilmente identificáveis a olho nu, como cogumelos ou os responsáveis pelo mofo nos alimentos. Os fungos também estão envolvidos nos processos de decomposição, fermentação e têm sido muito importantes para a descoberta de antibióticos, como explicaremos mais adiante.

Aqueles que trazem doenças aos seres humanos são principalmente os dos gêneros *Aspergillus*, *Candida* e *Cryptococcus*. As infecções por fungos são pouco habituais e são observadas principalmente em indivíduos imunodeprimidos, como pacientes com Aids. Nesses casos, eles podem até causar a morte. Os do gênero *Candida* representam a quarta causa mais comum de infecções da corrente sanguínea em hospitais, com uma taxa de mortalidade de 40%. As infecções por *Aspergillus*, menos frequentes, causam a morte em 80% dos casos. Estima-se que o *Cryptococus neoformans* cause 1 milhão de mortes por ano em todo o mundo, sendo aproximadamente 60% delas na África subsaariana. Costuma entrar pelos pulmões e se espalha rapidamente por todo o corpo. Se não for tratada, pode causar a morte.

Os fungos são especialmente resistentes às terapias. Há apenas alguns tipos de medicamentos eficazes (chamados *antifúngicos*), e alguns fungos já desenvolveram resistência a eles. Um problema adicional no tratamento das infecções por fungos é que geralmente se leva muito tempo para diagnosticá-las. É necessário esperar que os fungos extraídos de um paciente cresçam em um ambiente especial antes que possam ser identificados, o que pode levar cerca de 48 horas, durante as quais a infecção pode se agravar. Atualmente, estão sendo desenvolvidas novas técnicas para reduzir esse tempo de espera para poucas horas.

2.
História de uma luta eterna

Passaram-se muitos séculos até descobrirmos que estávamos sendo mortos por seres vivos que nem víamos. De fato, estivemos à mercê dos microrganismos a maior parte de nossa história, porque não dispúnhamos de nenhuma estratégia eficaz para lidar com eles. Esta é uma luta que perdíamos de forma dramática até muito recentemente. A ciência nos possibilitou controlar muitos dos micróbios com as ferramentas que descreveremos no próximo capítulo, pelo menos nos países desenvolvidos. Além disso, atualmente sabemos quais são as causas e como quase todas as doenças infecciosas são transmitidas, o que nos permite buscar formas eficazes de contê-las, com intervenções sociais, sanitárias, higiênicas e até mesmo urbanísticas. Em casos extraordinários, conseguimos eliminar completamente um micróbio do planeta, e em breve é possível que consigamos repetir o feito com algum outro. Apesar dessa situação que convida a um certo otimismo, não devemos nos esquecer que os micróbios influenciaram nosso destino como espécie muitas vezes ao longo da história.

A mão invisível que conduz as coisas

De fato, os microrganismos desempenharam um papel muito importante em momentos-chave da história da humanidade e vice-versa: o fato de termos evoluído e construído redes sociais complexas permitiu que as infecções se espalhassem de forma muito mais eficaz e chegassem a todos os continentes, considerando que sem nossa ajuda elas provavelmente nunca teriam conseguido. Essa evolução paralela dos humanos e dos micróbios teve início quando nossos ancestrais deixaram a vida nômade e se estabeleceram em assentamentos para cultivar a terra. Quanto maiores ficavam as vilas e as cidades e mais gente vivia reunida, piores eram as condições sanitárias e mais facilmente se espalhavam as doenças. Os micróbios que causam a tuberculose ou a lepra, por exemplo, sobrevivem muito mal fora dos organismos e, portanto, somente puderam começar a se espalhar significativamente quando os seres humanos começaram a ficar muito próximos uns dos outros. Antes disso, esses micróbios dificilmente eram transmitidos entre os pequenos grupos de pessoas que viviam isoladas umas das outras e por isso nunca causavam epidemias.

Com a mudança de caçadores a agricultores, os serem humanos começaram também a compartilhar seu espaço com os animais domésticos. Acredita-se que isso propiciou a migração de muitos micróbios de uma espécie para outra. Por exemplo, doenças tão comuns como a varíola, a caxumba, a difteria, o sarampo e a coqueluche são causadas por microrganismos que, com toda a certeza, têm sua origem nos animais. Veremos nos próximos capítulos que isso também é verdadeiro no caso das pandemias mais recentes.

Não há registro de qualquer epidemia até o período greco-romano clássico, no qual são conhecidas três pragas importantes. A praga de Atenas (em 430 a.C., a epidemia mais antiga da qual existe registro) eclodiu depois que os habitantes dos povoados vizinhos fugiram para a cidade para se protegerem do avanço espartano. A terrível higiene de uma Atenas saturada tornou mais fácil à epidemia, talvez de varíola, se alastrar como um incêndio. Um quarto da população morreu por causa dela. A praga finalmente deu a vitória daquela guerra a Esparta. Portanto, pode-se dizer que, de certa forma, um micróbio precipitou o fim da era de ouro da cultura grega.

A segunda maior epidemia da época foi chamada de peste dos Antoninos, que afetou o Império Romano no ano 166. Provavelmente se originou em Selêucia (a atual Bagdá), e acredita-se que também tenha sido de varíola. Ela marcou o princípio do declínio de Roma, que foi completado com a chegada da terceira grande praga, a de Justiniano, em Constantinopla, em 542. Esta última possivelmente foi de peste bubônica e durou um ano. Seguiram-se a ela dois séculos inteiros de novos surtos, que, segundo estimativas, podem ter matado um total de 100 milhões de pessoas.

Alguns séculos depois, durante as Cruzadas, os ataques dos cristãos frequentemente falhavam devido a epidemias de disenteria, febre tifoide ou varíola, doenças que os soldados levavam com eles para a Europa quando voltavam para seus países de origem. A abertura de rotas comerciais entre a Ásia e a Europa, graças aos esforços de Marco Polo no século XIII, também facilitou a viagem de micróbios entre os continentes como jamais ocorrera antes. Assim, na Idade Média, a maioria das doenças infecciosas já havia se espalhado por toda parte.

É amplamente sabido que as infecções tiveram papel essencial na vitória dos europeus sobre os nativos americanos nos séculos XV e XVI. No Novo Mundo, eles nunca haviam sofrido de muitas doenças comuns

UMA ÚNICA VÍTIMA, GRANDES CONSEQUÊNCIAS

A história também mudou por causa do desaparecimento prematuro de algumas figuras importantes que morreram em decorrência de infecções. Por exemplo, Ramsés V morreu de varíola com pouco menos de 30 anos, em 1157 a.C. O líder Péricles, importante o suficiente para emprestar seu nome a todo um século da cultura grega, foi vítima da praga de Atenas no ano 430 a.C. A morte de Alexandre Magno por uma infecção desconhecida, em 323 a.C., causou a queda de seu grande império. O rei Afonso XI da Espanha morreu da epidemia de peste negra depois de ter se infectado lutando contra os árabes em Gibraltar. A varíola dizimou a dinastia real inglesa dos Stuart. Outros reis europeus também foram vítimas dela: Luís I da Espanha, Luís XV da França e o czar Pedro II, da Rússia.

na Europa, como a varíola ou o sarampo. A razão pela qual se acredita que essas infecções não existiam no continente americano é porque lá os humanos tinham menos animais domésticos, que, como dissemos, eram a fonte de muitas dessas epidemias. Os americanos conviviam sobretudo com patos, lhamas e alpacas, que não são grandes reservatórios de micróbios. É por isso que aqueles nativos não tinham imunidade contra nenhum dos novos patógenos carregados pelos invasores e começaram a morrer em massa assim que os contatos começaram. Mas o intercâmbio não foi totalmente unidirecional. Acredita-se que os conquistadores tenham levado, em seu retorno à Europa, doenças como a sífilis e o tifo.

Ao longo dos 120 anos seguintes à chegada de Cristóvão Colombo à América, cerca de 90% da população indígena morreu, mais por causa das infecções do que das guerras. Por exemplo, 50 anos depois da chegada de Hernán Cortés no México, a população havia diminuído de 30 milhões para 3 milhões. Durante o cerco de Tenochtitlán em 1521, o exército de Cortés venceu em apenas 75 dias porque uma epidemia de varíola devastou a cidade. Acredita-se que a vitória de Francisco Pizarro sobre o Império Inca em 1531 tenha sido, além da superioridade dos armamentos, devido à mesma varíola. Como resultado, pouco mais de 160 homens foram capazes de derrotar o exército de 80.000 soldados de Atahualpa, para a surpresa dos dois lados.

Essa diferença de imunidade entre Europa e América não só definiu o futuro do continente, como também foi responsável pela escravização de uma raça. Os europeus vitoriosos rapidamente perceberam que não tinham suficiente mão de obra disponível e recorreram à "importação" de escravos. Quase 20 milhões de pessoas foram raptadas na África Ocidental e levadas para o Novo Mundo. Assim, toda a história da cultura negra na América teve início por causa das epidemias mortais iniciadas pelos conquistadores europeus. Esse tráfico também serviu para trazer ainda mais doenças para a América, como a febre amarela.

Os franceses tentaram construir um canal no Panamá em 1880, mas uma epidemia de febre amarela os impediu de fazer isso por quase 20 anos. Isso foi finalmente alcançado pelos norte-americanos em 1913, quando a febre amarela já estava sob controle. A mesma doença matou 10% dos moradores de Nova Iorque no início do século XVIII. Em 1802, o exército francês no Haiti perdeu grande parte de seus homens devido à febre amarela, contando seu general, o que facilitou que os escravos conquistassem a independência da ilha.

Os micróbios tiveram um papel involuntário em muitas decisões históricas. Por exemplo, o exército de Carlos VIII da França teve de deixar a ocupação de Nápoles no final do século XV devido a uma epidemia de sífilis, mais grave que a forma da doença que sobrevive até os dias atuais. Doenças como o tifo decidiram o resultado de guerras inteiras, como a derrota do exército francês que impediu Napoleão de conquistar toda a Europa. De fato, acredita-se que, na maioria das guerras até meados do século XX, mais pessoas morreram de infecções do que como resultado direto dos combates.

UMA NOVA RELIGIÃO POR CAUSA DE UMA BACTÉRIA

Dizem algumas teorias que a Igreja Anglicana pode ter nascido por culpa de uma infecção. Henrique VIII tinha problemas para ter filhos com Catarina de Aragão, possivelmente porque alguns anos antes tivera sífilis. Como a doutrina católica o impedia de se divorciar, ele decidiu criar uma igreja com suas próprias regras, incluindo uma que dizia que o casamento não deveria ser para a vida toda. Assim, uma bactéria pode ter sido responsável pelas mudanças na moralidade da Europa do século XVI, que levaram ao puritanismo.

Ratos, pulgas e bactérias

Na lista das piores epidemias da história, a peste tem lugar de destaque. Ela é causada pela *Yersinia pestis*, uma bactéria que vive em ratos e é transmitida aos seres humanos pela picada das pulgas dos roedores. Pode causar inflamação dos gânglios linfáticos, que formam os clássicos tumores chamados *bubões* (daí o nome de peste bubônica). Também pode causar uma infecção generalizada e matar em poucas horas. Uma terceira forma afeta principalmente os pulmões e, se não tratada, mata em 100% dos casos. Atualmente, sua gravidade diminuiu porque existem uma vacina e antibióticos que podem eliminar a bactéria na maioria dos casos, mas mesmo assim ela não pode ser considerada uma doença erradicada. Em 2003, por exemplo, ainda foram diagnosticados mais de 2.000 casos de peste no mundo, a maioria na África.

Houve três grandes epidemias de peste: a praga de Justiniano e a peste negra, que já mencionamos, e uma que teve início na Ásia no século XIX e dura até hoje. Mas a peste certamente está conosco há milênios. Há descrições do que parece ser a peste bubônica já na Bíblia, especificamente no primeiro livro de Samuel, que fala sobre a doença que acometeu os filisteus por terem roubado a arca sagrada. Quando os ladrões devolveram a relíquia aos seus donos, assustados com o que eles acreditavam ser a ira divina, a peste também se espalhou para os judeus, provando que as bactérias não entendem de religião.

A epidemia de peste mais grave foi a que atacou toda a Europa, Ásia e norte da África em meados do século XIV e recebeu o nome de Peste Negra ou Grande Peste. Ela matou 25 milhões de pessoas, metade da população dos continentes afetados. A epidemia começou na Ásia e se espalhou por toda a Europa

BENEFÍCIOS ATRASADOS

No século XVII, o povoado de Eyam, no coração da Inglaterra, foi devastado pela peste negra. Acredita-se que a doença chegou em uma trouxa de roupas contaminadas com pulgas que vinham de Londres. Quando os moradores perceberam o que estava acontecendo, eles se trancaram em suas casas para evitar o contágio, mas era tarde demais. Depois do surto, 259 dos 350 habitantes da vila haviam morrido.

Alguns séculos depois, Eyam encontrou a maneira de tirar proveito desse episódio sombrio de sua história, organizando passeios pela vila para explicar todos os detalhes escabrosos de como a praga esteve a ponto de varrê-lo do mapa.

em apenas três anos. A prática da *quarentena* (manter uma pessoa isolada durante 40 dias se houver suspeita de que ela esteja infectada) data precisamente dessa época. A peste negra teve diversos novos surtos na Europa até ser registrada pela última vez no norte do continente, no século XVII, e no sul, no século XVIII.

A bactéria responsável pela peste não foi descoberta até a epidemia do século XIX atingir a China. Em 1894, Alexander Yersin e Shibasaburo Kitasato a identificaram em Hong Kong de forma independente. O suíço Yersin estava com dificuldade para estudar a doença, pois não tinha permissão para examinar os corpos das vítimas, que iam todos parar no laboratório de Kitasato. Naquela época, o japonês era um microbiologista de renome, sobretudo por sua pesquisa com Robert Koch sobre a tuberculose e o tétano, e as autoridades demonstravam clara preferência por ele. Yersin, por outro lado, não recebia nenhum apoio, mas isso não o desencorajava. Ele construiu uma cabana de palha, que se tornou seu laboratório, e começou a subornar os trabalhadores do necrotério para que pudesse ter acesso às vítimas. Apesar das dificuldades, no final quem levou a fama foi Yersin, devido principalmente a certos erros no trabalho de Kitasato. Yersin decidiu nomear o novo micróbio de *Pasteurella pestis*, em homenagem a Louis Pasteur, porém anos depois de sua morte ele foi alterado para *Yersinia*, em reconhecimento à sua contribuição.

Como foi dito, a peste não é uma coisa do passado. Por exemplo, no início de agosto de 2009, a China teve um surto da doença. Era da forma pulmonar e, quando se tornou pública, já havia dez infectados e dois mortos. As autoridades puseram 10.000 pessoas em quarentena imediatamente para impedir o avanço do contágio.

A gripe "espanhola"

A primeira pandemia conhecida de gripe ocorreu em 1580. Desde então, cerca de trinta importantes pandemias foram detectadas.

No século XX, por exemplo, houve quatro: em 1900, em 1918, em 1957 e em 1968. A pandemia de 1918 merece menção especial por ser a última grande catástrofe da saúde do século XX, pelo menos até a chegada da Aids, que atingiu o mundo todo. Ela é considerada a terceira maior pandemia em número de vítimas (depois da peste negra, na Idade Média, e da varíola, que exterminou grande parte dos nativos americanos).

Embora a pandemia de 1918 seja chamada tradicionalmente de "gripe espanhola", não se sabe ao certo em qual parte do planeta começou. A Espanha foi o primeiro país a relatar os casos, por isso o nome lhe foi atribuído. Os principais suspeitos de serem a origem dela são França, Estados Unidos, a própria Espanha e alguns países da Ásia. Também não está claro qual foi o número total de mortos. Os números variam de 20 a 100 milhões de pessoas, de acordo com vários estudos, ou seja, até dez vezes mais do que o número de pessoas que morreram na Primeira Guerra Mundial. Isso poderia significar entre 2% e 5% de toda a população do planeta (com possivelmente 50% dela infectados), com especial incidência entre as pessoas de 25 a 45 anos.

Curiosamente, a mortalidade ocorreu sobretudo devido à pneumonia causada por bactérias, e não diretamente pelo próprio vírus da gripe. O vírus teria quebrado as barreiras físicas que protegem as vias aéreas, facilitando a entrada de bactérias, que normalmente estão na superfície e não costumam causar problemas, para entrar nos tecidos e causar infecções mortais. É em parte por isso que se acredita que as pandemias de gripe de 1957 e 1968 resultaram em muito menos mortes (100.000 e 700.000, respectivamente): antibióticos para combater infecções bacterianas secundárias já estavam disponíveis para todos, enquanto em 1918 eles ainda não existiam. Os tratamentos recomendados na época não passavam do uso de sanguessugas (pequenos animais que sugam sangue, algo que se acreditava ajudar a equilibrar os "ânimos" do corpo), ou a aplicação de mentol, que obviamente não tem nenhuma utilidade.

Às vezes, as pandemias começam de forma sorrateira. Nesse caso, por exemplo, o primeiro surto de gripe apareceu com pouca intensidade em janeiro de 1918, e ninguém considerou que ela fosse mais perigosa que uma gripe normal. No segundo trimestre daquele mesmo ano ela já estava atravessando os Estados Unidos, mas ninguém prestou muita atenção a ela. Enquanto isso, em uma Europa totalmente envolvida na Primeira Guerra Mundial, ela começava a ser um problema mais sério. Em setembro, um segundo surto, mais grave que o primeiro, começou na Suíça e atingiu a costa americana. Uma terceira e última onda apareceria no fim do mesmo ano. Entre outubro e novembro de 1918 se acumulou a maioria dos casos, porém continuou seguida por outros novos durante todo o ano seguinte.

A pandemia se agravou em razão de sua má administração por parte das autoridades, uma questão que continuou recorrente ao longo da história, até chegar aos nossos dias. Por exemplo, a tática do governo dos Estados Unidos foi tentar diminuir sua importância. O presidente Woodrow Wilson nem sequer fez uma declaração pública sobre o assunto. As autoridades asseguravam que não havia razão para alarme se as medidas de precaução adequadas fossem seguidas. A ideia do governo era não assustar a população porque "o medo mata mais gente que a doença", como afirmou o diretor da saúde pública de Chicago na época. Pretendia-se fazer os americanos acreditar que a doença

NÃO APRENDEMOS COM NOSSOS ERROS

Os problemas de organização que acentuam os efeitos de uma pandemia nos dias de hoje são menos comuns, mas ainda existem. As hesitações de muitos líderes diante do início da pandemia de Covid-19 de 2020 seriam um exemplo disso. Ainda assim, outras vezes foi pior. Em 2003, no início da epidemia de SARS, o governo chinês escondeu o surto, levando às cidades o pânico pela falta de informação e causando uma sensação de desconfiança. Aconteceu o mesmo no início do surto da gripe aviária, com os governos da Tailândia e da Indonésia escondendo as informações. E, durante o surto da gripe suína em 2009, embora na maior parte do mundo os dados tenham se espalhado com rapidez e clareza, em países como a Argentina os políticos ainda estavam agindo de um modo pouco transparente, o que contribuiu para o aumento do contágio.

não era mais grave que a gripe sazonal. Porém, os sintomas eram muito diferentes. Alguns infectados morriam ao cabo de apenas 24 horas, sangrando por olhos e orelhas. As vítimas aumentavam dia após dia enquanto as autoridades insistiam que o surto já estava diminuindo. O efeito final foi justamente o contrário do que se buscava: por todos os Estados Unidos a população vivia com medo, sem poder confiar nos meios de comunicação e atenta somente aos boatos. As pessoas não iam ao trabalho, não usavam transportes públicos nem compareciam à distribuição de alimentos, às lojas, à assistência médica, e as comunicações não funcionavam. Apenas algumas cidades, como São Francisco, decidiram romper unilateralmente o pacto de silêncio e alertar a população para evitar o colapso total.

Na Espanha, a reação foi semelhante: apesar de ser o primeiro país a reconhecer publicamente que estava sofrendo com uma epidemia, isso não foi feito até passados cinco meses desde o seu início. Então já era tarde para detê-la. A única solução era se esconder. As pessoas se protegiam cobrindo o rosto com lenços e se fechando em casa. Os mortos eram enterrados sem cerimônia em valas comuns, por temor do contágio, e o exército tinha de se encarregar dessa tarefa com frequência porque os cidadãos não queriam fazê-lo. Nas cidades, era proibido que se tocassem os sinos que anunciavam os mortos para não tirar ainda mais o ânimo da população, e a vida parou praticamente por completo durante alguns meses. O governo não era muito claro sobre as medidas a serem tomadas, como demonstrou o fato de que o início do ano letivo foi atrasado para evitar aglomerações nas salas de aula, embora não se proibisse a apresentação de espetáculos. Na cidade de Barcelona, mesmo quando o governador finalmente decidiu cancelar os principais eventos públicos do outono, o presidente do time de futebol Barça, o suíço Joan Gamper, decidiu ignorar as restrições e celebrar a primeira partida do campeonato catalão com a desculpa de que seria ao ar livre e o risco de infecção era mínimo, provando, assim, que a ameaça não era levada a sério o suficiente.

O vírus ressuscitado

Em 2005, um grupo de cientistas, incluindo Adolfo García-Sastre, um virologista espanhol do Hospital Mount Sinai, em Nova Iorque, conseguiu ler a sequência do genoma do vírus que causou a gripe de 1918. O material biológico foi retirado de um cadáver congelado encontrado em bom estado de conservação nas geleiras do Alasca. A informação genética obtida permitiu a eles recriar o vírus em laboratório e, com esse vírus sintético, foi possível reproduzir os efeitos mortais da infecção em camundongos. O objetivo era entender como funcionava o vírus de 1918 e por que havia sido tão letal, com a esperança de poder desenvolver medicamentos melhores e vacinas contra futuras pandemias.

Com esses experimentos, por exemplo, foi possível comprovar que o vírus se multiplicava cerca de 40.000 vezes mais rápido do que os que se observam hoje em dia. Antes disso, havia duas teorias não excludentes para explicar por que essa pandemia teria sido tão devastadora. Uma era que o vírus havia sido mais agressivo que outras cepas, e esses resultados demonstram o fato. A segunda era que havia uma predisposição especial na população, e não apenas por causa dos problemas decorrentes da guerra, como desnutrição e déficits de saúde. Essa possível suscetibilidade é difícil de ser demonstrada porque não há material suficiente preservado para os estudos.

O trabalho do Dr. García-Sastre e de seus colegas despertou o medo tanto dos cidadãos quanto dos outros cientistas, que acreditavam que "ressuscitar" um vírus tão terrível é perigoso. Alguns achavam que as chances de o novo vírus escapar eram muito altas, enquanto os autores do estudo argumentavam que os benefícios superavam os riscos potenciais. Naturalmente, as medidas de segurança em torno daqueles que manipulam esse tipo de micróbio são exaustivas, portanto os acidentes são pouco prováveis. Além disso, acredita-se que a população hoje em dia tenha mais imunidade ao vírus do que a de 1918, já que, desde então, variantes similares ao original circulam para provocar uma certa resposta que poderia nos proteger. O vírus foi estudado a partir dali sem incidentes consideráveis.

A varíola, uma doença do passado

Há apenas um único micróbio que causa doenças em seres humanos que já conseguimos varrer do planeta, um exemplo de um momento único. É o vírus responsável pela varíola, uma doença que causa erupção generalizada com febre e, nos casos mais graves, pode ter entre 20% e 60% de mortalidade. Também deixa numerosas sequelas, com a cegueira, por exemplo. Acredita-se que o vírus da varíola tenha matado mais humanos ao longo da história que qualquer outro, e não somente em tempos antigos. Durante o século XVIII morreram de varíola 400.000 europeus por ano. No século XX, estima-se que ele acabou com a vida de cerca de 300 a 500 milhões de pessoas em todo o mundo. Somente em 1967, 15 milhões de pessoas foram infectadas, das quais 2 milhões morreram.

O sucesso em termos de cuidados com a saúde deve-se a campanhas de vacinação, que, como explicaremos mais adiante, começaram no século XIX. O último paciente com varíola nos Estados Unidos foi registrado em 1949, e a última infecção natural no mundo foi observada na Somália, em 1977. As vacinações, que por si só podem causar surtos leves de varíola, cessaram pouco depois. A Organização Mundial da Saúde (OMS) declarou a varíola oficialmente erradicada do planeta em dezembro de 1979.

Poliomielite: a próxima da lista?

A poliomielite, conhecida simplesmente como "pólio", é uma doença que causa paralisia em 1% das pessoas infectadas porque o vírus responsável destrói os nervos. O tipo mais comum de paralisia é o das pernas, mas, se os nervos que controlam os músculos relacionados à respiração forem afetados, pode ser fatal. Algumas formas de paralisia podem ser revertidas durante o primeiro ano, mas após esse período poucas melhoram. Estima-se que, no início do século XXI, havia entre 10 e 20 milhões de pessoas que tinham sobrevivido à poliomielite, com graus variados de sequelas. noventa por cento dos casos não apresentam qualquer sintoma.

A doença foi descoberta em 1840 e o vírus que a causa, o poliovírus, em 1908. É contraída principalmente por meio de água contaminada com as fezes de pessoas infectadas (o vírus pode sobreviver nesse ambiente por semanas), embora a saliva também possa ser uma fonte de transmissão. Os casos de poliomielite aumentaram dramaticamente no início do século XX, o que acelerou a busca por uma vacina. Jonas Salk descobriu a primeira (em 1952) e Albert Sabin, a segunda (em 1962). Em 1988 havia 350.000 casos de poliomielite no mundo. Inicialmente, a previsão era de que a doença seria erradicada em 2000, mas isso não foi possível. Em 2007, 1.315 casos foram registrados, e em 2008 ainda havia 1.643 registros, um declínio extraordinário em apenas 20 anos, apesar de tudo. O recorde ocorreu em 2001, com apenas 483 novos casos. O progresso parece ter parado um pouco desde então.

Nas últimas décadas, 6 bilhões de dólares foram gastos na prevenção e no controle

CURIOSIDADE: FAMOSOS QUE TIVERAM POLIMIELITE

Estes são alguns dos famosos que tiveram poliomielite. Muitos deles sobreviveram sem sequelas visíveis.

Alan Alda
Arthur C. Clarke
Francis F. Coppola
Joe Dante
Donovan
Ian Dury
Mia Farrow
Mel Ferrer
Frida Khalo
Jack Niklaus
Joni Mitchell
Itzhak Perlman
Doc Pomus
Walter Scott
Donald Sutherland
Neil Young

O portador de pólio mais famoso da história, o presidente dos Estados Unidos Franklin D. Roosevelt, muito provavelmente ficou confinado em uma cadeira de rodas em razão de outra doença, a síndrome de Guillain-Barré.

da poliomielite. No início de 2009, foi anunciada uma nova iniciativa para terminar de eliminá-la dos poucos lugares onde ela ainda existe (especialmente na Nigéria, Índia, no Afeganistão e no Paquistão) e, assim, torná-la a segunda doença erradicada na história. Foram investidos 630 milhões de dólares, doados pela Fundação Bill & Melinda Gates, pelo Rotary International e também pelos governos da Alemanha e do Reino Unido e distribuídos pela Global Polio Eradication Initiative (GPEI), que é parte da OMS. A principal estratégia foi aumentar a vacinação em crianças, o que é mais eficaz. Embora os resultados esperados ainda não tenham sido alcançados, os especialistas estão otimistas e acreditam que há uma boa chance de que a poliomielite acabe desaparecendo por completo.

Das três variantes de poliovírus que existem, a do tipo 1 é a mais agressiva. Em 1999 conseguiu-se erradicar a do tipo 2. Apenas algumas amostras foram mantidas para estudo ou para fazer vacinas. Este poderia ser considerado o segundo microrganismo extinto do planeta se não fosse pelo fato de, em 2005, ter reaparecido de surpresa no coração da África. Em 2008 ele já tinha causado 30 casos de paralisia, e em meados de 2009 já havia 100 outros casos, com a possibilidade de começar a se espalhar para outras áreas. A origem desses novos surtos foi a própria vacina destinada a eliminá-lo.

Isso acontece porque a vacina mais utilizada atualmente é a chamada OPV (*Oral Polio Vaccine*, ou vacina oral contra a pólio), descoberta por Sabin. Sua eficácia é muito alta. O problema é que ela é produzida com vírus atenuados, que em alguns casos são conhecidos por retornar à sua forma ativa, recuperar a agressividade e causar surtos espontâneos. Isso é relativamente raro (observado em uma em quase 8 milhões de pessoas vacinadas), mas foi exatamente o que aconteceu em 2005 com a vacina contra o vírus do tipo 2. Em 2009, houve 124 casos de paralisia na Nigéria causados por essa mesma vacina.

Alguns críticos acreditam que, devido a esse potencial perigo, a poliomielite nunca poderá ser completamente erradicada enquanto a OPV continuar a ser usada. É por isso que, há muito tempo, nos países desenvolvidos usa-se outra vacina, a IPV, descoberta por Salk, produzida com uma forma do vírus incapaz de se reativar. A IPV é mais cara e perigosa de ser produzida (feita apenas em lugares onde as medidas de segurança são elevadas), e também é preciso ser injetada, por isso não é tão conveniente para os países mais pobres. Ainda se busca uma vacina melhor, que reúna as melhores características de ambas as que existem.

A razão de a doença ainda existir em algumas regiões é principalmente por não ter sido possível introduzir a vacina corretamente. Na Nigéria, por exemplo, deixou-se de vacinar as crianças dos estados muçulmanos do norte do país durante um período porque houve rumores de que a vacina transmitia a Aids e causava infertilidade nas mulheres. Líderes religiosos mais conservadores recomendaram à população que não se vacinasse. Em razão disso, houve surtos graves de poliomielite no país, e o vírus se espalhou primeiro nos estados vizinhos e depois em até 20 países que já tinham erradicado a doença, alguns tão distantes quanto a Indonésia. A Nigéria acumulava mais da metade dos novos casos de poliomielite no mundo.

No Afeganistão e no Paquistão, as vacinas não chegam em áreas devastadas pela guerra, onde nem a ONU nem a OMS podem ter acesso. No Paquistão, os líderes extremistas proclamaram fátuas contra os vacinadores porque dizem que a vacina não é segura. E, na Índia, os problemas são principalmente de superpopulação e más condições sanitárias, que facilitam a transmissão do vírus. Enquanto esses obstáculos não forem solucionados, a erradicação da poliomielite não será factível.

Custo em vidas, custo em dinheiro

Estima-se que as infecções tenham custo econômico muito significativo devido às suas consequências tanto de mortalidade quanto de incapacidade, temporária ou permanente. Isso é mais fácil de observar nas epidemias ou nas pandemias pontuais. Por exemplo, o surto de peste de 1994 na Índia causou um êxodo maciço de meio milhão de pessoas, com o fechamento de fábricas e a lógica redução do turismo na região. Estima-se que isso tenha custado 2 bilhões de dólares. A epidemia de cólera no Peru, em 1991, paralisou não apenas o turismo, mas também a indústria pesqueira, com a supressão da exportação de todos os peixes. As perdas foram de cerca de 775 milhões de dólares. A epidemia de SARS de 2003 custou 140 bilhões de dólares à Ásia, principalmente devido à queda no turismo. Ainda não sabemos o custo da paralisação na economia mundial decorrente da Covid-19, mas a previsão é de que será de bilhões.

As epidemias, contudo, não precisam afetar os humanos para ter um forte impacto social e econômico. Recordemo-nos de que o Reino Unido perdeu quase 6 bilhões de dólares devido à epidemia de Encefalopatia Espongiforme Bovina (EEB), conhecida como doença da vaca louca, já que as exportações de carne pararam por vários anos.

Nos casos das doenças endêmicas, os cálculos se complicam. Por exemplo, acredita-se que as perdas econômicas causadas pela Aids nos países africanos possam ser superiores a um terço do seu Produto Interno Bruto. A tuberculose causa perdas anuais de aproximadamente 12 bilhões de dólares. Um estudo de 1995 mostrou que os países onde a malária é endêmica têm uma renda 33% menor do que países sem a doença, com uma perda de 15% do Produto Interno Bruto.

Tudo isso mostra que as doenças infecciosas contribuem de forma significativa para reduzir a riqueza de um país, e encontrar uma maneira de eliminá-las é uma estratégia importante não apenas para salvar vidas, mas também para reduzir a pobreza e ajudar os países em desenvolvimento.

3.
Nosso arsenal

Durante milênios, a única defesa que tivemos contra as infecções foi nosso próprio sistema imunológico, um mecanismo complexo e muito eficaz que nos permite sobreviver a contínuas invasões desde o dia em que nascemos. Infelizmente, nossa imunidade tem um limite, e é por isso que os micróbios têm sido a principal causa de mortalidade da espécie humana.

Deve-se ter em mente que a expectativa média de vida dos humanos primitivos era de 25 a 30 anos, com uma mortalidade infantil muito alta, de 150 a 250 a cada 1.000 nascimentos (atualmente, essa taxa está entre 3 e 10 por 1.000, nos países desenvolvidos). Os microrganismos têm boa parcela da culpa: sem as medidas higiênicas adequadas nem antibióticos ou vacinas, dependendo da infecção que se pegava, tratava-se de uma sentença de morte. Por isso era pouco comum que as pessoas chegassem à velhice. Em vez de melhorarem com o progresso, como era de esperar, esses números foram piorando, pelo menos até a Idade Média, quando a expectativa de vida atingiu seus mínimos históricos. Como já foi dito, a explicação reside no fato de que viver em cidades cada vez maiores, sem estruturas sanitárias adequadas, facilitava muito a propagação de qualquer doença infecciosa.

Não faz tanto tempo que tudo isso mudou radicalmente: pode-se dizer que apenas no século XX encontramos uma maneira de enfrentar os micróbios. Nos Estados Unidos, por exemplo, em 1900 a expectativa de vida era de 47 anos, enquanto que em 1970 ela chegou aos 71. Em 1900, 797 a cada 100.000 pessoas morriam de doenças infecciosas, enquanto em 1980 foram somente 36. Durante o século XX, não apenas a expectativa de vida dobrou, mas, como resultado, a população mundial aumentou quatro vezes.

Como pudemos superar essa "data de validade" tão baixa que parecia que nós, humanos, tínhamos como padrão? A melhoria mais espetacular se deve ao fato de terem sido identificados os causadores das doenças infecciosas. A partir do momento em que entendemos que éramos extremamente suscetíveis a organismos invisíveis, demos início à busca de ferramentas para controlá-los. Nesse sentido, a introdução de medidas mínimas de higiene, como ter um bom sistema para manter o esgoto e a água potável bem separados, foi uma das chaves que tiveram impacto mais imediato. A outra foi construir gradualmente um arsenal para conter os micróbios, atacando-os de vários ângulos: nos últimos cem anos, aprendemos a produzir vacinas, antibióticos e antivirais, o que nos deu a vantagem final sobre os microrganismos. Neste capítulo, revisaremos essas armas tão importantes para nossa sobrevivência.

Simples, porém vital

Como foi dito, o progresso que talvez tenha tido o maior impacto em nossa saúde é bastante simples e não exigiu uma pesquisa científica exaustiva: a melhora nas condições de higiene, como tornar a água potável, estabelecer sistemas eficazes de descarte de resíduos e controlar a higiene nos hospitais. São medidas simples que hoje nos parecem óbvias, mas que nos permitiram alcançar a primeira vitória sobre as infecções. Ainda precisamos ser capazes de aplicá-las em muitos países em desenvolvimento, nos quais, por esses motivos, entre outras coisas, a expectativa de vida continua sendo mais parecida com a de nossos ancestrais: na República Centro-Africana, por exemplo, ela é de 57 anos; em Lesoto, de 53,7; e no Chade, de 54 anos. São os três países com os valores mais baixos. Em comparação, no Japão ela é de 84,5 anos, a mais alta do planeta.

As recomendações para prevenir epidemias começam com medidas simples, como lavar bem as mãos, sobretudo antes da manipulação de alimentos e, especialmente, quando há contato com excrementos. Com essa precaução simples acredita-se ser possível reduzir em 50% os microrganismos que carregamos nas mãos. É preciso nos lembrarmos de higienizar com sabão e desinfetante todas as superfícies, especialmente as de cozinhas e lavabos, que são as regiões onde os microrganismos podem se acumular. No que tange aos alimentos, quando conservados da forma adequada muitos problemas podem ser evitados, uma vez que a decomposição deles favorece o crescimento de todos os tipos de bactérias. Do mesmo modo, é recomendável não ingerir ovos crus nem deixar sobras de alimentos fora da geladeira durante mais de duas horas.

As medidas de planejamento urbano começaram a ser consideradas seriamente a partir da segunda metade do século XX. Naquela época, uma epidemia de cólera tinha se alastrado pelo planeta. Foi em Londres que, pela primeira vez, relacionou-se a doença com a água potável, em 1854. O médico John Snow deduziu que o agente infeccioso era transmitido pela água, e não pelo ar, como pensava a maioria. Utilizando-se do método de dedução científica, Dr. Snow elaborou um mapa dos casos de cólera e percebeu que eles se agrupavam ao redor da bomba da rua Broad, que era a única fonte de água potável daquela parte do bairro do Soho. Depois, descobriu-se que o poço havia sido escavado próximo a uma fossa séptica, que tinha contaminado a água. Snow conseguiu que a bomba fosse interditada, ainda que as autoridades nunca tenham reconhecido que o médico tivesse razão. Esse foi um dos primeiros exemplos de como as medidas básicas de saúde pública podem salvar milhares de vidas.

Aproximadamente na mesma época, o médico húngaro Ignaz Semmelveis definiu as bases das medidas antissépticas que hoje se aplicam em todos os hospitais. O Dr. Semmelveis trabalhava no hospital geral de Viena e percebeu que em uma das maternidades havia uma porcentagem estranhamente alta de febre puerperal, uma doença que afeta as mulheres depois do parto. Também enquanto aplicava o método científico, ele deduziu que a culpa era dos estudantes de medicina, que iam diretamente à maternidade depois de fazer autópsias, sem lavar as mãos. Quando foram implementadas as medidas de higiene necessárias, os casos de febre despencaram, o que demonstrava que os estudantes tinham contaminado sem querer as parturientes com os micróbios dos cadáveres.

Em 1847, Semmelveis publicou suas observações, que foram ignoradas e ridicularizadas por seus colegas, incapazes de admitir que uma medida tão simples como lavar as mãos pudesse ter impacto tão significativo na saúde. Foram necessárias décadas até o reconhecimento de que Semmelveis tinha razão e se começassem a aplicar suas recomendações em todos os hospitais. Infelizmente, Semmelveis morreu em um manicômio, onde ficou internado depois de enfrentar toda a comunidade médica de

O SEXO FORTE

Sabe-se há muito tempo que há diferenças importantes entre os gêneros, no que tange à imunidade. Na primavera de 2009 foi publicado um estudo feito em camundongos, demonstrando que as fêmeas têm sistema imunológico mais resistente que os machos. A razão é que o hormônio feminino, o estrógeno, participa na luta contra as infecções por bactérias.

Há muitas coisas que ainda não compreendemos do nosso sistema imunológico. Por exemplo, há estudos que mostram que dormir pouco nos deixa mais suscetíveis a resfriados. Acredita-se que, se não dormimos por no mínimo 7 ou 8 horas, emergem transtornos na fabricação de substâncias necessárias para o bom funcionamento de nossas defesas.

Viena, sem chegar a ver como suas descobertas possibilitaram a salvação de milhares de vidas.

Pioneiros como Snow e Semmelveis foram fundamentais no desenvolvimento das primeiras estratégias para evitar surtos e epidemias, uma vez que compreenderam como se dava a transmissão dos micróbios. O passo seguinte foi encontrar o modo de ajudar nossas defesas a enfrentá-los.

O sistema imunológico

Todos os organismos precisam se proteger dos micróbios que desejam invadi-los. As próprias bactérias produzem substâncias tóxicas contra os vírus que as atacam. Plantas e animais têm mecanismos mais sofisticados, que formam o chamado *sistema imunológico*.

Nos humanos, as defesas estão a cargo de uma rede feita de tecidos, células, proteínas e outras substâncias que trabalham em uma coordenação perfeita para bloquear tudo o que detectam de estranho. Seu modo de atuar é bastante complexo, e, de fato, ainda existem muitos aspectos que não entendemos de forma completa. Resumidamente, há uma primeira linha de defesa chamada *sistema imunológico inato*, que ataca o invasor de forma não específica. A segunda fase, mais direcionada a cada micróbio em específico, é chamada de *sistema imunológico adaptativo*. Nessas respostas, que envolvem a inflamação, participam um tipo de célula do sangue – chamada *leucócitos* ou *glóbulos brancos* – e os *anticorpos*, que são proteínas que reconhecem partes específicas dos microrganismos (conhecidas como *antígenos*) e ativam as células capazes de destruí-los. A combinação de todos esses fatores faz com que, na maioria dos casos, possamos controlar qualquer organismo não autorizado em pouco tempo.

Depois de uma infecção, o sistema adaptativo mantém uma "memória" do microrganismo que foi derrotado. Essa memória serve para que, da próxima vez que nos defrontemos com perigo semelhante, nossa imunidade reaja de forma mais rápida e eficaz, evitando a doença causada pelo micróbio. Esse é o princípio no qual está baseada a vacinação.

O próximo passo: as vacinas

O primeiro tratamento eficaz para interromper as infecções foram as vacinas. O cientista inglês Edward Jenner foi o responsável por popularizar a ideia de ativar o sistema imunológico antes de sermos expostos ao micróbio responsável por uma doença. Era o final do século XVIII, e a varíola causava um número elevado de mortes e complicações no Reino Unido. Jenner observou que as fazendeiras que ordenhavam as vacas geralmente não eram infectadas pela varíola. Em vez disso, muitas sofriam de uma forma muito mais branda da doença porque eram infectadas com a varíola das vacas, que, séculos depois, observou-se ser causada por um vírus da mesma família. Jenner pensou, de maneira acertada, que a primeira infecção de algum modo as protegia da forma mais grave da doença.

Para colocar sua teoria à prova, em 1796 ele inoculou o pus de uma fazendeira com varíola em um menino de oito anos. Seis semanas depois, Jenner tentou infectar a criança com o vírus da varíola humana, mas não conseguiu: o menino tinha se tornado resistente à doença. A este processo deu-se o nome de *imunização*. Depois descobrimos que isso ocorre porque a pessoa vacinada produz anticorpos contra o agente infeccioso ao qual foi exposta. As células específicas produzidas ficam no sangue, "vigilantes" para o caso de haver uma próxima invasão. Se ela acontece, poderão eliminar rapidamente o micróbio, antes que cause sintomas graves.

O truque da vacina, portanto, é ser capaz de estimular nossas defesas sem que precisemos ficar doentes. Jenner conseguiu isso usando um parente próximo, mas mais fraco, do micróbio que ele queria bloquear. Ao longo dos anos, descobrimos outras maneiras alternativas de obter os mesmos resultados (veja o quadro). Hoje, muitas vacinas são feitas com o mesmo microrganismo causador da doença, que foi previamente morto ou inativado.

TIPOS DE VACINA

As vacinas são classificadas de acordo com o material usado para provocar a resposta imune em nosso organismo, que pode ser desde o micróbio inteiro (mas certificando-se de que não pode nos infectar) até apenas partes específicas dele.

- **Com micróbios mortos:** o micróbio é morto e se injeta o "cadáver" inteiro (por exemplo, nas vacinas contra a gripe, a cólera e a poliomielite).
- **Com micróbios "atenuados":** os micróbios são deixados inativos antes de serem injetados, ou são utilizados micróbios menos agressivos da mesma família (como nos casos de sarampo, caxumba e rubéola).
- **Com proteínas do micróbio:** somente partes do micróbio são utilizadas, capazes de induzir uma reação imunológica, mas não a doença propriamente dita (hepatite B, papiloma).
- **Com "toxoides":** uma toxina de uma bactéria (a substância tóxica que algumas delas segregam), que é atenuada por meio de métodos químicos ou físicos (tétano, difteria).
- **Com "conjugados":** são utilizadas as cápsulas que algumas bactérias modificadas possuem (*Haemophilus influenza*).
- **Outros:** vacinas que usam novas tecnologias e ainda não foram aplicadas de maneira massiva, não se sabe se serão úteis. Podem ser sintéticas, de DNA, que utilizem outros vírus para introduzir partes do micróbio etc.

É preciso reconhecer que o conceito de imunização é muito anterior a Jenner. Alguns séculos antes, procedimentos semelhantes foram usados na China e na Índia. Há livros de medicina chinesa do ano 1500 que já falam sobre isso. Por exemplo, existe a lenda de uma monja que vivia no topo de uma montanha e acreditava-se que ela era a encarnação de uma deusa cuja missão era proteger as crianças. Sua técnica consistia em produzir pó a partir de feridas secas de varíola e soprá-lo com um tubo dentro do nariz das crianças, que seriam infectadas com uma forma branda da doença mas ficavam imunizadas.

Atualmente, temos vacinas eficazes contra dezenas de doenças, porém ainda faltam algumas importantes, como as da Aids e da malária. O fato de que a vacinação infantil aconteça de forma obrigatória nos países desenvolvidos nos possibilitou controlar infecções que antes tinham consequências terríveis, como a rubéola, a caxumba e a poliomielite. O calendário atual de vacinação inclui imunizações obrigatórias (com algumas variações entre os países) contra a difteria, o tétano e a coqueluche (com uma vacina única, chamada DTP); o sarampo, a caxumba (ou parotidite) e a rubéola (chamada tríplice viral, SCR ou MMP, em inglês); as hepatites A e B, a *Haemophilus influenza*, a gripe, a poliomielite, o pneumococo, o rotavírus, a varicela e o meningococo. A OMS estima que as vacinas salvam entre 2 e 3 milhões de vidas por ano, especialmente no caso de crianças, mais vulneráveis às infecções porque têm um sistema imunológico ainda em desenvolvimento.

Há também truques utilizados para aumentar o efeito das vacinas, como injetá-las em conjunto com substâncias denominadas *adjuvantes*, que potencializam a vacina por razões nem sempre conhecidas. Um dos mais utilizados é o alúmen, um composto à base de sulfato de potássio. Estão sendo investigadas formas alternativas e mais eficazes de administrar as vacinas, por exemplo utilizando agulhas de tatuagem para injetar vacinas sob a pele, ou adesivos de microagulhas com cristais de proteína, para evitar a necessidade de conservar a vacina no refrigerador, um dos principais obstáculos para obter sucesso em levar as vacinas a territórios remotos ou com pouca comunicação.

Conseguir vacinar a maior parte da população é imprescindível para assegurar que não haverá transmissão de infecções e para que epidemias sejam evitadas, por isso é tão importante que todos, sem exceção, sigam as normas de vacinação ditadas por especialistas. Essa atitude leva ao que se denomina *imunidade de rebanho*, que ocorre quando uma porcentagem suficientemente elevada da população (de, pelo menos, 50%, mas é melhor se estiver entre 90% e 95%) está imune a uma doença. Quando essa situação acontece, fica impossível para um micróbio provocar mais do que um surto localizado, simplesmente porque as pessoas não podem ser infectadas e, portanto, não podem infectar outras, atuando como uma barreira. Atingir a imunidade de rebanho é o que impede que doenças infecciosas continuem a causar pandemias, sendo as vacinas a maneira mais eficaz de alcançar êxito.

Vacinas contra o câncer

Há algumas décadas estão sendo testadas vacinas para outras doenças. A principal delas é o câncer. Estima-se que até 20% dos cânceres possam ser causados por microrganismos, principalmente os vírus, embora o número exato seja desconhecido. Muitos vírus integram seu DNA às células que invadem, e isso pode ativar oncogenes, os genes específicos que causam câncer quando suas atividades se tornam desreguladas. Além disso, ao longo da evolução, os vírus desenvolveram proteínas que desativam os mecanismos internos de defesa das células. Muitos deles pertencem à família dos chamados supressores de tumor que, além de destruir uma célula que esteja infectada, também impedem que ela se torne cancerosa. O exemplo clássico é a proteína chamada p53, que é um alvo comum das proteínas virais. Dessa maneira, os vírus se desconectam sem propor as proteções necessárias para impedir que as células se tornem malignas, o que aumenta o risco de desenvolver um tumor. Infecções crônicas como a hepatite também podem criar um entorno favorável para as células cancerosas, porque os tecidos afetados fabricam substâncias que estimulam o crescimento delas, ainda que o objetivo inicial seja reparar a lesão.

Ainda não foram identificados os possíveis micróbios cancerígenos que causam a maioria dos cânceres, mas existem alguns casos em que eles já foram descobertos. O mais conhecido é o vírus do papiloma humano (ou HPV, da abreviatura em inglês), responsável pela maioria dos cânceres de colo de útero e de ânus, além de alguns de vagina, boca e pênis, que serão discutidos na próxima seção. Também há a suspeita de que o HPV poderia estar relacionado a cânceres de pulmão e um vírus chamado XMRV poderia causar alguns cânceres de próstata. Os vírus das hepatites B e C e a bactéria *Helicobacter pylori* estão relacionados a cânceres de fígado e estômago, respectivamente. Todos eles, em princípio, poderiam ser evitados algum dia com determinadas vacinas.

A capacidade das vacinas de estimular a produção de anticorpos foi usada para prevenir doenças, mas em alguns casos também poderia ser usada para tratá-las. Estas são as chamadas *vacinas terapêuticas*. O exemplo que está em fase mais avançada é também a do câncer. A razão é que se sabe há muito tempo que as células do sistema imunológico servem para muito mais do que controlar as infecções: outras de suas principais funções é eliminar células próprias que estão começando a se comportar de maneira perigosa. Dessa forma, são regularmente suprimidas as células que poderiam transformar-se em cancerosas, e assim os tumores são evitados. Com a idade, esse mecanismo de proteção parece se deteriorar, por motivos ainda não esclarecidos, e as células "ruins" acabam encontrando uma maneira de contorná-lo. Se as defesas contra o câncer pudessem ser reativadas, não apenas prolongaríamos essa proteção, mas ela poderia até destruir cânceres já formados.

As vacinas terapêuticas funcionam da mesma forma que as usadas contra as infecções: fornecendo aos glóbulos brancos as ferramentas de que necessitam para identificar as células que precisam ser eliminadas. A principal diferença é que, desta vez, as células são do próprio organismo, e não micróbios invasores. Para conseguir isso, o sistema imunológico deve ser educado para reconhecer algumas das proteínas que as células cancerosas têm na superfície e organizar uma resposta eficaz contra elas. O truque está em selecionar a proteína mais adequada. Como todos os tipos de câncer têm um perfil de proteína específico na superfície de suas células, o mais provável é que se tenha de desenvolver uma vacina específica para cada um deles. Nesses casos, o mais importante é evitar as reações cruzadas contra as células saudáveis. Conhecido como *resposta autoimune*, esse processo pode ser fatal. Afinal, embora a célula cancerosa seja anormal, ela faz parte do organismo, e a maioria das proteínas em sua superfície são as mesmas das células saudáveis.

Seguindo esse princípio, foram isoladas proteínas que aparecem em excesso em certos cânceres, e foi possível gerar anticorpos que as reconhecem e ativam as células do sistema imunológico que podem eliminar as células malignas. Já está sendo comercializada uma primeira vacina desse tipo, que tem alguma utilidade contra o câncer de próstata, embora não seja eficaz o suficiente para curá-lo. Outras ainda estão em fase de estudos, e até técnicas genéticas estão sendo utilizadas para obter vacinas personalizadas para cada paciente.

A vacina do papiloma, uma solução polêmica

Como acabamos de ver, o vírus do papiloma humano (HPV) há muito é conhecido por ser responsável por vários casos de câncer de colo de útero. É transmitido com muita facilidade por via sexual e no início não apresenta nenhum sintoma, o que facilita ainda mais a sua transmissão. Entre cerca de 80% e 90% de todas as mulheres sexualmente ativas serão infectadas pelo vírus em algum momento de suas vidas, mas apenas uma pequena parcela sofrerá consequências graves. O HPV invade as células que recobrem o útero, que com o tempo se transformam e adquirem características irregulares. Os exames de citologia (também conhecidos como exame de Papanicolau, em homenagem ao seu inventor, o médico grego Georgios Papanicolau) são uma boa maneira de detectar essas alterações, por isso são feitos regularmente nas investigações ginecológicas. Foi assim que a incidência desse câncer foi reduzida significativamente. Na verdade, 80% dos cânceres uterinos em países desenvolvidos são encontrados em mulheres que não fizeram exames de citologia há mais de dez anos. No resto do mundo, onde os exames periódicos são um conceito praticamente inexistente, o câncer continua sendo um problema grave.

Em 2006 se comercializou pela primeira vez uma vacina contra as formas mais agressivas do HPV, produzida pelo laboratório Merck. Alguns países, como a Espanha, os Estados Unidos e até 80 outros, incorporaram-na rapidamente ao calendário de vacinação, para administrá-la antes que as mulheres começassem a ser sexualmente ativas. Em 2007, a empresa GSK pôs no mercado a sua própria versão da vacina, que naquele mesmo ano começou a ser usada na Austrália e na Europa. Essas vacinas foram recebidas como uma revolução no campo do câncer de colo de útero, a forma de eliminá-lo de uma vez por todas.

No entanto, a vacina foi polêmica desde o princípio. Alguns grupos religiosos se opuseram porque acreditavam que ela incentivava a promiscuidade entre os adolescentes. Por outro lado, alguns cientistas criticaram a decisão de ela ter se tornado obrigatória em todos os lugares, com todos os custos econômicos e sanitários que isso representa, considerando que o câncer de colo de útero é uma doença relativamente incomum em muitos países. Segundo aqueles especialistas, foi demonstrado que os exames ginecológicos periódicos são suficientemente úteis para evitar o surgimento de tumores, e, portanto, os exames ginecológicos é que deveriam ser difundidos, e não uma vacina. Alguns acreditam que os interesses econômicos das empresas farmacêuticas podem ter exercido um papel importante em algumas decisões políticas e criticaram a pressa com que a vacina foi imposta e a falta de testes necessários para comprovar sua segurança. Mas os governos argumentaram que a vacina não causa problemas e desempenha um ganho considerável para a saúde, o que foi comprovado ao longo do tempo.

Foi descrito um número de efeitos colaterais para a vacina, majoritariamente leves. Em fevereiro de 2009, houve casos de reações adversas na Espanha. Duas meninas, uma um dia depois da outra, sofreram convulsões e perda de consciência minutos após receberem a segunda dose da vacina. As vacinações com o lote que estava sendo utilizado foram interrompidas de imediato. Essas foram as primeiras reações graves observadas na Europa, depois de mais de 1 milhão de doses já terem sido administradas no país. Nos Estados Unidos, os números foram mais elevados: 24 milhões de vacinações e mais de 13 mil reações, o que não deixa de ser uma porcentagem muito baixa. Apenas 7% delas foram consideradas graves, resultando em pelo menos 20 mortos.

É importante ressaltar que não foi possível demonstrar uma relação de causa e efeito entre a vacina e as reações mais graves. Só se pode dizer que os problemas coincidiram com o período de vacinação, mas pode não ser mais do que uma coincidência. Devido aos resultados positivos e aos poucos efeitos negativos, os programas de vacinação em massa continuam, e a maioria dos médicos recomenda seguir os planos de vacinação de cada país. Apesar de alguma oposição, a adoção da vacina tem sido substancial, e é esperado que os casos de câncer de colo de útero diminuam drasticamente em todo o mundo. Por exemplo, estima-se que, se o ritmo atual de vacinação continuar, a doença poderá ser completamente erradicada na Austrália nos próximos 20 anos.

O perigo de dar ouvidos a pessoas equivocadas

Desde o surgimento das primeiras vacinas há pessoas que se opõem a elas. O fato de aparecerem complicações (geralmente em baixa porcentagem) e de estarmos nos injetando voluntariamente com micróbios, por mais inofensivos que nos digam que são, levanta suspeitas. Além das possíveis razões ligadas à saúde, algumas pessoas também rejeitam as vacinas por motivos éticos ou religiosos, uma postura que pode até colocar um país inteiro em perigo. Já falamos sobre o caso da poliomielite na Nigéria. Outro exemplo seria a campanha de vacinação contra a varíola em 1873, em Estocolmo. Alguns diziam que ela não era suficientemente segura e defendiam a liberdade individual de poder decidir vacinar-se ou não. A porcentagem de vacinados diminuiu rapidamente de 90% a 40%. Pouco depois, eclodiu na cidade uma terrível epidemia de varíola, que pôs fim a todas as dúvidas e restaurou o calendário obrigatório de vacinação.

Ainda hoje as vozes críticas às vacinas se elevam. Nos últimos anos tem surgido uma corrente a favor da abolição de certas vacinas obrigatórias em crianças, apesar dos benefícios óbvios que elas trazem. A origem dessa crítica é um único estudo científico, que desde sua publicação se mostrou errôneo. Uma campanha de mídia inesperada de apoio e a ajuda de alguns apoiadores muito fervorosos fizeram o resto.

O início dessa corrente se deu em 1998, com o Dr. Adam Wakefield, que apresentou resultados que, segundo ele, mostravam que a vacina tríplice viral (contra caxumba, sarampo e rubéola) estava associada ao autismo. Ele baseou suas conclusões em uma amostra muito pequena de 12 pacientes, 8 dos quais pareciam ter começado a ter sintomas relacionados

MAIS CONSPIRAÇÕES

O caso Wakefield não é o único que gerou polêmica sobre uma vacina. Na década de 1990, a esclerose múltipla foi associada à vacina contra hepatite B na França. Nos Estados Unidos, fala-se dos efeitos nocivos de um conservante chamado timerosal, adicionado a certas vacinas. E ainda na década de 1970, no Reino Unido, um médico dizia que a vacina contra a coqueluche causava danos neurológicos. Nenhum desses casos foi cientificamente comprovado.

ao autismo logo após terem recebido a vacina. O artigo apareceu na *The Lancet*, uma das revistas científicas de maior prestígio, e imediatamente gerou um escândalo na imprensa mundial. Era lógico: se uma vacina administrada sistematicamente em todas as crianças do mundo podia realmente causar autismo, mesmo em uma pequena porcentagem dos casos, o impacto que poderia ter seria imenso.

Como ocorre sempre que alguém levanta uma hipótese, os cientistas ao redor do mundo se puseram imediatamente a investigar se ela estava certa. Apenas um mês após a publicação do artigo já existiam os primeiros estudos que alegavam que os dados estavam longe de ser corretos. Logo ficou claro que havia algum erro fundamental em seu estudo. E ainda: nos dez anos seguintes, ninguém foi capaz de chegar às mesmas conclusões que Wakefield.

A opinião corroborada por vários especialistas deveria ter sido suficiente para encerrar a questão. Mas este caso era diferente: as conclusões erradas de Wakefield tinham ganhado vida própria. Os pais de crianças autistas tomaram o artigo como a explicação racional que procuravam para os problemas de seus filhos e iniciaram campanhas intensivas para impedir a vacinação em todo o mundo. Os jornais ecoaram essas iniciativas na primeira página. Por outro lado, quando os artigos científicos negando as descobertas de Wakefield começaram a aparecer, os mesmos jornais ficaram anos sem lhes dar a devida atenção, ou publicaram as notícias em algum lugar discreto. A verdade científica não chegava ao público com a força que devia ter, e com isso a informação errada tinha cada vez mais ênfase.

A causa antivacina ganhava adeptos constantemente e recebia o apoio de personalidades como Jennifer McCarthy, uma atriz americana que tem um filho autista. Mais celebridades mal informadas entravam para o coro a cada dia, e até mesmo séries de TV inventavam histórias de empresas farmacêuticas sem escrúpulos que não se importavam com a saúde das crianças. A falta de confiança no Estado e nos serviços de saúde ajudou a fazer com que alguns pais não dessem ouvidos aos especialistas, mas sim aos boatos. No final, muitos começaram a se recusar a vacinar seus filhos, embora seus médicos lhes garantissem que não havia perigo.

As consequências para a saúde não demoraram a chegar. Em 1998, havia apenas 56 casos de caxumba no Reino Unido. Em 2008, por outro lado, as crianças doentes se aproximavam de 1.500, um aumento de quase 300 vezes em apenas uma década. Nos Estados Unidos, estimou-se que entre 2007 e 2009 ocorreram 47.500 infecções em crianças devido ao declínio das vacinações, com 204 mortes. A tendência continua até os nossos dias, com surtos esporádicos que poderiam ter sido evitados perfeitamente em alguns países.

Devemos pensar que a caxumba, o sarampo e a rubéola, embora pareçam doenças insignificantes, podem trazer sérias consequências. Três em cada 1.000 crianças morrem de sarampo, um número que está aumentando nos países em desenvolvimento devido à falta de cuidados de saúde de qualidade. As complicações, infrequentes mas terríveis, incluem cegueira e danos ao cérebro. E a caxumba pode causar encefalite e esterilidade. A OMS estimava que o sarampo seria erradicado por volta de 2010, mas graças a Wakefield isso não foi possível. Por esse motivo, a Europa é uma das áreas industrializadas com mais casos de sarampo, muito à frente da América do Sul, por exemplo, onde descobriu-se que os casos recentes eram provenientes justamente do velho continente.

O PRECEDENTE REAL

Parte do medo irracional do público em relação às vacinas pode vir do caso histórico da vacina contra o VSR (vírus sincicial respiratório). Ela foi administrada em 1966 e matou duas crianças, enquanto não protegeu o resto delas da doença (em alguns casos até agravou infecções). Um estudo de 2008 atribuiu o fracasso da vacina ao fato de ela não ter sido administrada com adjuvantes, as substâncias que ativam o sistema imunológico. Sem eles, o efeito da vacina foi o contrário do esperado.

Os adjuvantes não eram conhecidos em 1966, e ainda não foi descoberta nenhuma vacina eficaz contra o VSR.

No Reino Unido, os números da vacinação têm variado, com épocas que chegavam a somente 78% das crianças (surpreendentemente, chegou a cair para apenas 50% na área de Londres). Isso está muito longe dos 90% a 95% necessários para a imunidade de rebanho. Embora esse número tenha sido quase alcançado na década de 1990, neste século tivemos um importante retrocesso, que ainda levará tempo para ser corrigido. Pelos mesmos motivos, houve um grande surto de sarampo nos Estados Unidos em 2008, doença que em 2000 tinha sido considerada erradicada do país. Naquele ano, em Minnesota, foram registrados casos de meningite causada por *Haemophilus influenza* B, uma infecção para a qual há vacina desde 1993. Uma das crianças cujos pais não a quiseram vacinar acabou morrendo. Exemplos semelhantes se repetem periodicamente.

No final, a imprensa começou a dar atenção aos numerosos dados contra os estudos de Wakefield. Em 2004, um artigo foi publicado no *Sunday Times*, mostrando que Wakefield cometeu irregularidades na hora de escolher pacientes para o trabalho. No mesmo ano, o Canal 4 do Reino Unido transmitiu uma reportagem sobre o assunto. A BBC os acompanhou em 2005, tomando como base um artigo científico muito mais preciso e exaustivo do que o de Wakefield, no qual ficava claro que não havia ligação alguma entre a vacina e o autismo. Além disso, descobriu-se que Wakefield havia recebido dinheiro de advogados que preparavam uma ação judicial contra os fabricantes de vacinas e que ele mesmo estava tentando obter a patente de uma vacina alternativa. No final, os editores da *The Lancet* emitiram um comunicado reconhecendo que o artigo de Wakefield continha erros imperdoáveis, de modo que, se conhecidos a tempo, teriam sido suficientes para impedir sua publicação. Pouco depois, os próprios coautores do artigo original desconsideraram os resultados e disseram que não apoiavam mais as teses de Wakefield.

Só em 2009, cinco anos depois de o artigo ter sido considerado oficialmente equivocado pela imprensa, foi descoberto que

DECISÕES PERIGOSAS

No verão de 2009, houve a renúncia de um dos membros do conselho de administração da Autism Speaks, a fundação privada que mais investe em pesquisas sobre autismo. Este integrante pretendia denunciar que a fundação estava financiando novos estudos sobre a relação entre vacinas e autismo. Era a segunda pessoa que abandonava o projeto por essa razão.

A Autism Speaks foi lançada em 2005 graças a um ex-executivo da rede de televisão NBC. Ela tinha um orçamento anual de 33 milhões de dólares para pesquisas, 2% dos quais eram destinados ao estudo das vacinas. Dissidentes diziam que estavam transmitindo a mensagem errada à população ao apoiar teorias que já eram comprovadamente falsas, enquanto os executivos insistiam que seu objetivo era exatamente o oposto e que mais pesquisas eram necessárias para convencer as pessoas.

Wakefield tinha falsificado diretamente os dados dos pacientes. Ele havia descrito sintomas que as crianças não tinham e dissera que estes surgiram logo após a aplicação da vacina, quando os prontuários dos pacientes indicavam que na maioria dos casos esses sintomas surgiram bem mais tarde. Por esse motivo, Wakefield foi acusado de fraude científica.

Embora as evidências sejam abundantes, claras e inequívocas, uma percepção equivocada da realidade persiste por parte do público. 25% dos norte-americanos ainda acreditam que existe uma ligação entre as vacinas e o autismo. O estudo de Wakefield não parou de ganhar seguidores radicais. Por exemplo, em 2009, houve uma forte polêmica no Reino Unido porque uma locutora de rádio continuava recomendando que não se vacinassem as crianças. Alguns chegaram até a fazer ameaças de morte aos cientistas que lutavam para divulgar a verdade ao público. Parte da culpa é da desinformação que existe na internet e da obsessão dos jornalistas em continuar apresentando os dois lados da história, quando já foi demonstrado, sem sombra de dúvida, que apenas uma delas é verdadeira.

Os especialistas concordam que as vacinas são um dos melhores fármacos que temos, com grande eficácia e poucos efeitos colaterais, e é importante que essa informação chegue a todos. Por exemplo, a pediatra espanhola Arantxa Horga, especialista em doenças infecciosas e responsável pela pesquisa clínica de uma empresa farmacêutica nos Estados Unidos, lembra que "nenhuma dessas afirmações contra as vacinas se mostrou verdadeira e não há evidências que lhes deem base. As vacinas evitam mais de 2 milhões de mortes por ano em todo o mundo, e a relação entre risco e benefício é claramente favorável". Casos como o de Wakefield serviram, pelo menos, para as empresas farmacêuticas aumentarem o controle sobre seus produtos. "Mais testes estão sendo feitos para melhorar a qualidade das vacinas e entender todos os efeitos colaterais envolvidos", explica a Dra. Horga.

Os desafios do futuro

Em janeiro de 2016, um grupo de especialistas publicou na revista *Science* uma lista das dez vacinas que deviam ser desenvolvidas com mais urgência. Por ordem de importância, as doenças que se deveriam prevenir são: Ebola, Chikungunya, MERS, febre de Lassa, febre de Marburg, febre paratifoide, esquistossomose, febre do Vale do Rift, síndrome respiratória aguda grave (SRAG) e ancilostomíase. Todas são causadas por vírus, exceto a febre paratifoide e a ancilostomíase, não têm tratamento e, em muitos casos, podem ser fatais. Falaremos sobre algumas delas nas próximas páginas. Vírus que recentemente causaram grandes problemas, como o do Ebola e da febre de Marburg, estão entre os principais alvos. No final de 2016, foram constatados, em ensaios clínicos, que a vacina VSV-EBOV protegia contra o Ebola em mais de 70% dos casos e, embora sua eficácia ainda não tenha sido totalmente comprovada, ela começou a ser administrada como medida de emergência para a população em risco na Guiné e no Congo, a fim de conter os surtos mais recentes que ameaçavam se alastrar por toda a África.

Por outro lado, ainda não foram descobertas vacinas eficazes contra algumas das doenças infecciosas mais impactantes, como a Aids e a malária. Outro desafio enfrentado há anos é descobrir a vacina universal contra a gripe. Como será visto na segunda parte deste livro, atualmente é preciso desenvolver uma nova vacina a cada temporada, porque a cepa dominante do vírus muda a cada ano e as proteínas de sua superfície são sempre diferentes. A vacina universal reconheceria todas as formas do vírus, por isso seria preciso utilizar como alvo uma proteína ou uma parte do vírus que varie muito pouco. Encontrá-la não será fácil, mas já estão em estudo algumas candidatas, por exemplo a parte menos variável das proteínas HA e NA, que são as mais usadas para preparar as vacinas atuais.

Os antibióticos: começa a ofensiva

Além das vacinas, outra arma importante na luta contra os micróbios são os antibióticos. É difícil dizer exatamente quando eles foram descobertos. Tanto a medicina tradicional chinesa quanto a egípcia, a grega e a árabe usam, há séculos, plantas e fungos para tratar infecções. Sem conhecer os mecanismos envolvidos, os médicos primitivos descobriram que na natureza existem substâncias que inibem os micróbios. Esta seria a definição de antibiótico, termo usado pela primeira vez em 1942: qualquer composto que elimina ou impede o crescimento de uma bactéria. Os que usamos para combater os vírus são chamados de antivirais, e os descreveremos mais tarde.

Já em 1877, os cientistas Louis Pasteur e Robert Koch perceberam que certas bactérias podiam interferir na reprodução de outras, um fenômeno que originalmente chamaram de *antibiose*. Estava claro que elas produziam algum tipo de substância que tinha propriedades tóxicas para certos micróbios. O primeiro antibiótico sintético, denominado Arsfenamina (ou Salvarsan, útil principalmente contra a sífilis), também foi obtido por Paul Ehrlich no final

Quatro perguntas para Adolfo García-Sastre, diretor do Instituto de Saúde Global e Patógenos Emergentes do Hospital Mount Sinai em Nova Iorque:

Quais doenças infecciosas têm maior risco de causar pandemias graves no futuro? Sempre pode haver um vírus que cause uma surpresa. Por exemplo, ninguém poderia imaginar que um vírus como o HIV causaria uma pandemia que ainda perdura. Sabe-se que a gripe causa pandemias regularmente, a cada 10 a 50 anos, mas de uma gravidade impossível de prever.

Então, como podemos nos preparar para a próxima pandemia de gripe? É muito difícil, devido ao seu caráter imprevisível. Para prevenir uma pandemia de gripe são necessárias vacinas que protejam contra mais cepas, idealmente contra qualquer cepa do vírus da gripe.

Será possível produzir essa vacina universal algum dia? As vacinas que existem atualmente contra a gripe não são as ideais. Elas não induzem proteção em uma quantidade significativa dos vacinados; a proteção não é duradoura e, quando funciona, apenas protege contra as cepas que existem na vacina. Como as cepas de vírus circulantes mudam a cada ano, as vacinas precisam ser atualizadas anualmente, e há anos em que as cepas das vacinas não correspondem às cepas circulantes, e nesses casos as vacinas não protegem mais. Vacinas mais eficazes que abrangem mais cepas de vírus já foram testadas em animais, mas serão necessários testes clínicos em humanos, de longa duração e custo elevado, até que demonstrem que funcionam.

Será possível erradicar outras doenças infecciosas graças às vacinas, como já ocorreu com a varíola e a peste bovina? O sarampo e a poliomielite, por exemplo, são doenças que potencialmente poderiam ser erradicadas com uma vacinação adequada. Mas, para isso, precisamos ser capazes de vacinar mais pessoas do que vacinamos atualmente.

do século XIX. O Salvarsan causava muitos efeitos colaterais para ser usado de forma rotineira em humanos. O primeiro antibiótico comercialmente disponível no mercado foi o Prontosil, descoberto em 1932 por Gerhard Domagk, nos laboratórios da Bayer. Em 1939 ele recebeu o Prêmio Nobel por esta descoberta. Mas a verdadeira revolução foi trazida pela penicilina.

Alexander Fleming havia descoberto a penicilina em 1928 (veja o quadro), mas ninguém pensava até então que ela pudesse ter qualquer utilidade médica. Foram necessários mais dez anos até que Ernst Chain e Howard Florey recuperassem os trabalhos de Fleming. Eles viram que a penicilina matava uma grande variedade de bactérias e, por outro lado, tinha poucos efeitos colaterais. Isso a tornava muito mais potente que todos os outros medicamentos similares descritos até então. Em 1940, Florey e Chain publicaram seus primeiros estudos, e Fleming, surpreso que alguém pudesse estar interessado em sua antiga descoberta, decidiu visitar os cientistas no laboratório deles, em Oxford. Surpresos, os cientistas não achavam que Fleming continuava vivo. Apesar de trabalharem de forma independente, Fleming, Chain e Florey dividiram o Prêmio Nobel de 1945 por sua descoberta.

Mas ainda era necessário superar um obstáculo importante para o aproveitamento máximo do potencial da penicilina: enquanto não fosse encontrada uma maneira de produzir grandes quantidades purificadas da substância, ela não poderia ser usada regularmente. Isso não aconteceu até a década de 1940, em parte graças aos cientistas que trabalhavam para a empresa farmacêutica Pfizer e aos esforços do próprio Florey, bem como ao trabalho de Dorothy Hodgkin, que determinou a estrutura da penicilina usando cristalografia de raios X (Hodgkin foi a primeira mulher inglesa a ganhar um Nobel científico). Há rumores de que a relação entre Fleming, Chain e Florey não era especialmente boa, sobretudo porque irritava a Florey o fato de que a imprensa atribuísse a Fleming a maior parte do mérito pela des-

UMA HISTÓRIA CLÁSSICA

Muita gente já ouviu falar ou leu alguma vez sobre o descobrimento casual da penicilina. Na manhã de sexta-feira, dia 28 de setembro de 1928, o cientista escocês Alexander Fleming foi ao seu laboratório, no porão do Hospital Saint Mary, em Londres, e viu que um fungo havia crescido em uma cultura de bactérias que havia sido deixada aberta acidentalmente. Fleming tinha a reputação de ser o típico sábio sem noção, inteligente mas muito desorganizado, e essa foi sua sorte. Em vez de jogar fora a cultura contaminada, Fleming a observou atentamente e percebeu que não havia nenhuma bactéria ao redor do fungo. Ele deduziu que o fungo, que pertencia ao gênero *Penicillium*, produzia alguma substância que as continha ou as matava. Ele a chamou de penicilina. Acreditou-se que seria útil como desinfetante, mas não era estável o suficiente para ser usada em humanos.

Para sermos justos, é preciso dizer que há uma série de precursores que fizeram descobertas semelhantes às de Fleming, sem que isso levasse a resultados práticos. As primeiras observações científicas sobre fungos que inibem bactérias datam de 1870. Em 1871, já se discutia a capacidade do *Penicillium* de suprimir infecções em humanos, e em 1875 a atividade antibacteriana do *Penicillium* foi formalmente descrita em um artigo.

coberta, enquanto ele acreditava que tinha contribuído muito mais para fazê-la chegar aos doentes.

A penicilina foi, portanto, o primeiro antibiótico com utilidade clínica relevante, e a partir daí teve início a era moderna da luta contra as infecções. Atualmente, há cerca de vinte classes de antibióticos, cada uma específica para determinados tipos de bactérias. Alguns têm efeitos colaterais graves e são usados apenas em casos especiais, enquanto outros são bem tolerados e eficazes contra as infecções bacterianas mais comuns. A eficácia de um bom antibiótico se dá quando que ele ataca as bactérias e não afeta as células humanas, mas isso nem sempre é fácil, porque muitas toxinas são prejudiciais tanto para as primeiras quanto para as últimas.

Venenos poderosos ou um sofisticado sistema de mensagens?

Começando com a penicilina, a maioria dos antibióticos vem dos mesmos microrganismos que encontramos no meio ambiente. As bactérias que vivem na terra, especificamente, são os principais produtores. No princípio, acreditava-se que a função dessas substâncias era matar outros micróbios, eliminando a competição de modo que as bactérias que as produziam pudessem ocupar um ecossistema. Mas recentemente foi levantada a hipótese de que os antibióticos podem ter funções mais "pacíficas", como, por exemplo, a comunicação. Afinal, os micróbios que os produzem vivem cercados por outros com necessidades semelhantes. É lógico que eles queiram cooperar, em vez de lutar.

Como teríamos nós, humanos, conseguido transformar uma ferramenta habitual de comunicação entre os microrganismos em uma substância que os mata? O que fizemos foi simplesmente produzir essas substâncias em quantidades muito maiores do que as encontradas na natureza. Nessas concentrações elevadas, elas se tornam tóxicas. Desse fato deduzimos que, se utilizamos como tratamento um antibiótico em doses inferiores às que são nocivas, é possível que tenha justamente o efeito contrário e ajude as bactérias que nos infectam a se comunicar e reproduzir melhor. E isso também pode desempenhar um papel no surgimento de resistências.

Milagres com data de validade

O grande problema dos antibióticos é que as bactérias aprendem a se tornar resistentes a eles. O próprio Fleming o havia previsto em

1945. É o que se denomina *resistência*: uma bactéria deixa de ser suscetível ao fármaco que normalmente a matava ou a inibia, e é preciso buscar um novo que cumpra a mesma função. A culpa está no mesmo processo que nos permitiu evoluir até nos convertermos nos seres racionais que somos: a evolução.

A resistência não é nada além de um exemplo de seleção natural. Sabemos que os genomas dos microrganismos acumulam constantemente pequenas variações espontâneas. Por uma simples questão de estatística, é provável que uma bactéria dentre as muitas milhões delas a serem expostas a um tratamento tenha adquirido uma dessas variações aleatórias em seus genes, que casualmente a torne imune ao fármaco. Evidentemente, uma bactéria pode fazer pouca coisa sozinha. Mas é preciso pensar além. Enquanto seus companheiros morrem intoxicados, a bactéria com o novo "poder" sobrevive e se reproduz. Agora temos duas bactérias resistentes, já que os genes da primeira também passarão para seus descendentes. Essas bactérias continuarão a se multiplicar sem problemas. Pior ainda: na competição, as bactérias ainda sensíveis terão sido eliminadas pelo tratamento, de modo que, com o tempo, teremos selecionado uma população resistente, proveniente de uma única bactéria afortunada. É assim que aparecem cepas contra as quais as drogas habituais não surtem efeito. A mesma arma que nos protege contra as bactérias é a que as torna mais fortes e facilita que substituam as menos agressivas.

Há algo a fazer contra esse efeito colateral dos antibióticos? Não muito. A seleção natural não pode ser interrompida. Podemos, isso sim, ter cuidado. Por exemplo, usando antibióticos apenas quando necessário, e apenas os mais adequados para combater os microrganismos responsáveis por cada infecção. Administrar antibióticos "por precaução" apenas aumenta as chances de as bactérias se tornarem resistentes. Em muitos países, esta recomendação é clara e os antibióticos só podem ser obtidos com receita médica, uma receita que os médicos pensam duas vezes antes de prescrever. Em outros lugares, no entanto, os regulamentos são mais flexíveis.

É por isso que há muito tempo os especialistas exigem que o uso de antibióticos mais novos seja controlado: para evitar que sejam cometidos novamente os erros que tornaram inutilizáveis as primeiras gerações dessas drogas. Também é considerado importante educar o público em geral sobre os perigos do uso dos antibióticos de forma inadequada. A automedicação com comprimidos que sobraram de um tratamento anterior, por exemplo, costuma ser incompleta, o que ajuda as bactérias a sobreviver e adquirir resistência.

Outra coisa que precisamos fazer em paralelo é continuar buscando novos medicamentos. É assim que conseguimos, até agora, controlar as infecções, apesar da resistência: encontrando antibióticos que agem de maneira diferente e contra os quais as bactérias ainda não têm defesas. Nesse tempo que leva para que a resistência aos antibióticos apareça, geralmente já temos outro novo disponível. No entanto, devido à diminuição do investimento na pesquisa de antibióticos, estimulado em grande parte pela falta de interesse das empresas farmacêuticas por um produto que produz poucos benefícios, fomos levados à situação crítica do início do século XXI, com bactérias cada vez mais resistentes e menos alternativas de tratamento.

Os micróbios do futuro

Em 2000, a OMS reconheceu que o surgimento das resistências poderia ser a "catástrofe sanitária do futuro". Efetivamente, uma nova geração de bactérias que não podem ser eliminadas com nenhuma droga começou a surgir. Elas conseguirão se espalhar e substituir seus parentes mais fracos? Encontraremos antibióticos que possam derrotá-las a tempo?

A verdadeira extensão dos casos de bactérias resistentes em todo o mundo ainda é desconhecida. Quando a imprensa fala sobre surtos de "bactérias assassinas" em um hospital, geralmente se refere a uma dessas bactérias resistentes. A mais comum é a *Staphilococcus aureus* resistente à meticilina (SARM). A SARM começou a ser observada no final dos anos 1990 e é resistente à maioria dos antibióticos conhecidos. Nos Estados Unidos, há 100.000 infecções de SARM por ano, das quais cerca de 19.000 são fatais. É um número de mortos mais elevado do que o causado pela Aids. Também foi demonstrado que até 25% dos idosos que moram em asilos estão infectados com SARM.

OS MÉDICOS LUTAM CONTRA AS RESISTÊNCIAS

Os médicos desempenham um papel muito importante na hora de prevenir o surgimento de bactérias resistentes. A primeira coisa que fazem é prescrever antibióticos com cuidado, se possível apenas quando é confirmado que o paciente tem uma infecção bacteriana. Nos Estados Unidos, acredita-se que 55% dos antibióticos são administrados em casos em que não são necessários, e muitas vezes são os próprios pacientes que pressionam pela prescrição.

O médico procura escolher o antibiótico adequado, não usando como padrão o mais potente que existe, para não favorecer o rápido surgimento de resistência contra os melhores antibióticos que temos. O problema é que isso só pode ser feito quando se sabe qual bactéria é a responsável, e por isso ela deve ser cultivada em laboratório, num processo que leva dias. Em muitos casos não é possível esperar tanto tempo para iniciar o tratamento. Uma solução é começar com antibióticos fortes e passar para outros mais específicos assim que o diagnóstico for conhecido.

Finalmente há estudos para saber se os dias de tratamento podem ser reduzidos. No momento, ele continua até alguns dias após o desaparecimento dos sintomas. Alguns especialistas acreditam que os antibióticos apenas ajudam o sistema imunológico a vencer a infecção por conta própria, e, portanto, eles não deveriam ser administrados por mais tempo do que nos estágios iniciais. Segundo alguns desses estudos preliminares, entre um e três dias seriam suficientes para tratar a maioria das infecções habituais.

Vamos ver quem ganha...

Antibiótico	Ano do primeiro uso	Ano da primeira resistência detectada
Estreptomicina	1947	1947
Tetraciclina	1952	1956
Meticilina	1959	1961
Gentamicina	1967	1970
Cefotaxima	1981	1983
Linezolida	2000	2001

A *S. aureus* é uma bactéria com importante histórico de resistência. Poucos anos após a introdução da penicilina, na década de 1940, já foram descobertas *S. aureus* que não apresentavam resposta. Eles conseguiam isso graças à sua capacidade de produzir uma substância chamada da penicilinase, que destruía o antibiótico. Menos de dez anos depois, praticamente todas as *S. aureus* adquiriram essa habilidade. A solução foi começar a usar uma forma sintética de penicilina, lançada em 1959, que a penicilinase não conseguia atacar. Foi chamada de meticilina. Mas, dois anos depois, começaram a ser descobertas as primeiras formas de *S. aureus* resistentes à meticilina, ou seja, as primeiras SARMs.

O número de SARM permaneceu bastante baixo até a década de 1980. Embora houvesse surtos periódicos em hospitais, elas podiam ser bem controladas isolando os pacientes. Aos poucos, as SARMs foram adquirindo resistência a outros antibióticos, até que se transformassem nas "superbactérias" que são hoje. Atualmente, entre 60% e 70% de todas as *S. aureus* encontradas em hospitais são resistentes a mais de um antibiótico. Um estudo recente revela que, no Canadá, 250.000 pacientes adquirem a infecção por SARM quando são hospitalizados, e 8.000 deles morrem em função disso. Em seis anos, esse número de infecções dobrou, até chegar a cinco em cada 1.000 pessoas internadas. A partir da década de 1990, surtos de infecções por SARM começaram a ser detectados fora dos centros de saúde.

A SARM ainda pode ser tratada com vancomicina, um antibiótico que se acredita ser o único eficaz contra as superbactérias. Houve um sinal de alarme em 2002, quando as primeiras SARMs que também eram resistentes à vancomicina foram encontradas em Michigan, nos Estados Unidos. Felizmente, apenas casos isolados foram detectados. Por alguma razão, parece que a nova resistência as faz perder a agressividade original.

Dormindo sobre os louros

Como foi dito, a melhor maneira de evitar que a resistência se torne um problema é continuar gerando drogas novas e mais poderosas. Isso é o que foi feito até agora. Mas esta corrente corre o risco de quebrar. Entre 1930 e 1970, 12 classes de antibióticos foram desenvolvidas. De 1970 até o início deste século, apenas duas classes apareceram. O número de novos antibióticos aprovados para uso em humanos caiu de 16, entre 1983 e 1987, para 5, entre 2003 e 2007. Portanto, há cada vez menos opções. Dependíamos muito dos antibióticos de que dispúnhamos, e ninguém garantiu que continuássemos pesquisando no ritmo necessário.

AS SARMs SE ESPALHAM

Em dezembro de 2008, foi anunciado que a SARM e outra bactéria resistente, denominada EFRV (*Enterococus faecalis*, resistente à vancomicina), começaram a ser detectadas em diversos países da América do Sul. Antes de 2005 não havia sido registrado nenhum caso de SARM na região. Descobriu-se que as bactérias vinham dos Estados Unidos. Vinte por cento dos pacientes sul-americanos infectados pela SARM morreram. Em janeiro de 2009, foi descoberto que a SARM também havia infectado uma colônia de porcos no Meio-Oeste dos Estados Unidos, bem como humanos que trabalhavam com os animais. Isso mostra pela primeira vez que a bactéria pode passar dos animais para as pessoas. A SARM já havia sido encontrada em cães, gatos e cavalos, mas não tinha sido observada nenhuma infecção em humanos naquele percurso. Na Europa, a Bélgica, a França, a Itália e a Espanha são os países onde mais bactérias resistentes foram encontradas em animais.

Talvez o erro tenha sido deixar o desenvolvimento de novos antibióticos a critério da indústria farmacêutica. As empresas acabaram percebendo que os antibióticos não são um produto tão lucrativo. Antes, havia cerca de 15 laboratórios farmacêuticos trabalhando na pesquisa de novos antibióticos. Hoje, oito deixaram o campo e dois deles reduziram consideravelmente seus esforços, o que deixa o trabalho a cargo de apenas cinco empresas (GlaxoSmithKline, Novartis, AstraZeneca, Merck e Pfizer).

Os antibióticos representam um negócio de mais de 25 bilhões de dólares ao ano. No entanto, eles oferecem muito menos benefícios do que outras drogas, como os antidepressivos ou os anti-hipertensivos: enquanto os antibióticos são ingeridos apenas durante uma longa semana, os outros são consumidos por anos. Além disso, o fato de que apareçam resistências torna um antibiótico útil por até uma década, enquanto outros medicamentos são eficazes quase para sempre. Há ainda outro paradoxo: quanto melhor é um antibiótico, menos se recomenda aos médicos que o prescrevam, para evitar o aparecimento de resistências. Do ponto de vista da saúde em nível global, é preferível mantê-lo em local seguro para quando os tempos difíceis vierem e surgirem bactérias que não podem ser mortas com nada mais. Do ponto de vista da empresa, por outro lado, essa política fornece poucos incentivos para desenvolver e comercializar melhores medicamentos.

A tudo isso, devemos adicionar o custo muito alto da descoberta de novos antibióticos. Por exemplo, a GSK investiu 70 milhões de dólares ao longo de sete anos em estudos genéticos de diferentes bactérias, em busca de genes comuns que poderiam ser alvos de novos medicamentos. Depois de todo esse esforço, descobriram apenas cinco possíveis candidatos, que ainda estão sendo estudados. Serão necessários muitos milhões de dólares mais antes de saber se algum deles poderá ser eficiente. Em qualquer outro campo, esse tipo de trabalho teria rendido pelo menos 20 drogas potenciais.

Portanto, o imperativo econômico criou uma situação séria, como os cientistas vêm alertando há muito tempo: se alguém não assumir a liderança e resolver a questão, logo os antibióticos que temos ficarão obsoletos. Ainda estamos distantes de um desastre como esse, mas isso não é um futuro impossível. É preciso, portanto, encontrar uma solução, agora que ainda temos tempo. Como não podemos contar com o estímulo do mercado livre, foi proposto que os governos deveriam investir mais dinheiro público na pesquisa de antibióticos. Nos últimos anos, a tendência começou a se reverter e a pesquisa com antibióticos foi revitalizada, e esperamos que, pouco a pouco, ela dê frutos novamente.

Os antibióticos do futuro

Ainda que um dia ou outro consigamos superar esta delicada situação na qual nos encontramos, até quando poderemos continuar assim? As possibilidades de desenvolver novos antibióticos são eternas ou chegará um momento em que não existirão novas combinações químicas a serem testadas? As possibilidades de gerar novos compostos certamente não são ilimitadas. Mas há quem acredite que acabamos de explorar apenas a ponta do *iceberg*. A maioria dos antibióticos vem de substâncias geradas por um grupo relativamente pequeno de microrganismos. O Dr. Eric Cundliffe, da Universidade de Leicester, Reino Unido, especialista em resistência aos antibióticos, afirma que apenas pegando um punhado de terra teremos em nossas mãos microrganismos suficientes que ainda não pesquisamos para obter milhares de novas substâncias com potencial para serem antibióticos úteis. Nesse caso, não devemos sofrer muito. Precisamos apenas continuar investindo tempo e dinheiro na descoberta das armas que a própria natureza nos fornece para lutar contra nossos inimigos.

Também há outras opções. Uma das formas mais promissoras de descobrir novos antibióticos funciona ao contrário do que tem sido feito até agora: em vez de pegar uma substância, natural ou sintética, e observar seus efeitos sobre as bactérias, uma proteína essencial da bactéria é escolhida e tenta-se descobrir a sua estrutura. Se conhecermos sua estrutura, em teoria podemos desenvolver um composto químico específico que se liga a ela e a inibe. Por isso, ultimamente a bioquímica estrutural, campo que estuda a forma das proteínas celulares, tem ganhado especial relevância, não só na busca de novos antibióticos, mas também na de muitos outros medicamentos. Usando equipamentos complexos de ressonância magnética ou de raios X, os bioquímicos podem deduzir a aparência da maioria das proteínas. Essas informações serão então repassadas a um grupo de químicos, que desenharão no papel a molécula que melhor se adapte a ela e a sintetizarão posteriormente em laboratório.

Recentemente, está sendo estudada a possibilidade de usar, como antibióticos, alguns vírus que infectam e matam bactérias, que chamamos de *bacteriófagos*. Embora pareça um conceito revolucionário, uma ideia semelhante foi proposta pela primeira vez há cem anos. Na Rússia até chegou-se a receitar um coquetel de vírus para combater infecções bacterianas, mas a prática foi abandonada com o advento dos primeiros antibióticos.

Em 2006 foi aprovado, nos Estados Unidos, o primeiro tratamento com o vírus contra a *Listeria*, uma bactéria que afeta principalmente imunodeprimidos e grávidas, e recentemente ocorreram aplicações desses bacteriófagos em casos graves que não respondiam aos antibióticos. Embora não sejam amplamente utilizados, é possível que esses tratamentos se tornem cada vez mais importantes no futuro.

Os antivirais

Da mesma forma que os antibióticos atacam as bactérias, os *antivirais* são os fármacos que nos permitem impedir os vírus de agir. A principal diferença é que não há tantos deles nem tão eficazes, por isso as infecções por vírus são mais difíceis de tratar. Além disso, os antivirais não costumam eliminar o micróbio, pois geralmente apenas impedem o seu crescimento. Os antivirais mais conhecidos são os utilizados para tratar a gripe e a Aids. Outros tipos são usados para combater o herpes ou a hepatite. Fora isso, não temos muitos mais disponíveis.

Os antivirais são medicamentos relativamente recentes. Antes de seu surgimento, a única arma contra as infecções virais eram as vacinas. Os primeiros estudos com antivirais datam da década de 1960, mas só no final do século XX é que foi descoberta a maioria dos que são utilizados hoje em dia. Graças aos avanços que nos permitiram conhecer os genes dos vírus, antivirais mais específicos e úteis puderam ser desenvolvidos nas últimas décadas. Atualmente, mais de cem deles estão à venda.

MITOS E VERDADES
As baixas temperaturas fazem com que nos resfriemos

A cultura popular diz que, se não nos agasalhamos bem, pegamos resfriado. Até a doença tem o nome que vem da palavra frio. Os resfriados são causados por vírus, não por correntes de ar. Um cachecol não fará muito efeito se inalarmos uma quantidade suficiente de vírus nocivos. Nenhum experimento científico foi capaz de demonstrar que passar frio aumenta as chances de adoecer porque nos torna mais suscetíveis aos vírus ou diminui nossas defesas, embora algumas teorias estejam sendo investigadas. O mito provavelmente vem do fato de que os resfriados são certamente mais comuns quando as temperaturas estão baixas. As razões não são totalmente claras.

Quem paga as contas?

O custo de descobrir, fabricar, produzir e distribuir novos medicamentos e vacinas é imenso. De onde vem o dinheiro para isso? Existem três fontes principais de financiamento das defesas contra os micróbios. Por um lado, os diferentes países investem parte do orçamento de pesquisa no estudo de doenças infecciosas e suas consequências. Mas as prioridades dos governos nem sempre coincidem com os interesses globais. Além disso, os países onde o impacto das doenças infecciosas é mais grave também costumar ser os que têm menos recursos para dedicar à pesquisa. Por isso, é necessário que as nações ricas se esforcem para subsidiar programas que possam ser implementados em lugares como África, Ásia e América do Sul.

Também há uma série de fundações privadas responsáveis por um afluxo significativo de dinheiro para esta área, preenchendo assim as lacunas do financiamento público. Talvez a mais importante de todas seja a Fundação Bill & Melinda Gates, dirigida pelo criador da Microsoft e sua esposa, que conta com a colaboração do milionário Warren Buffett. Duas das pessoas mais ricas do mundo estão dedicando boa parte de seu tempo e fortuna para cobrir os campos de pesquisa que os governos muitas vezes deixam de lado. Esta é uma das maiores fundações privadas que existem, e seus objetivos incluem não apenas melhorar a saúde do mundo todo, mas também reduzir a pobreza e apoiar a educação. A fundação iniciou suas operações em 1994 e atualmente tem um capital de cerca de 35 bilhões de dólares, com o qual faz doações anuais de 1,5 bilhão de dólares.

Existem organizações que reúnem governos e fundações privadas, com o objetivo de otimizar o uso de recursos e priorizar metas. Uma delas é a GAVI Alliance, com sede na Suíça, que se concentra em levar vacinas aos lugares que mais precisam delas. Foi fundada em 2000 e desde então conseguiu vacinar mais de 213 milhões de crianças, algo que se acredita poder ter salvo mais de 3 milhões de vidas. Atualmente, possui programas em andamento em mais de 70 países. Alguns dos integrantes da GAVI são a OMS, o UNICEF, o Banco Mundial, a própria Fundação Gates e membros da indústria de vacinas. Em 2007, a GAVI lançou uma campanha de vacinação de todas as crianças, com o objetivo de arrecadar fundos do setor privado para financiar vacinas em países pobres e reduzir a quantidade de crianças que não são vacinadas contra as doenças mais comuns, um número que atualmente beira os 24 milhões.

O terceiro elemento imprescindível na luta contra as doenças infecciosas são os laboratórios farmacêuticos. Eles não apenas gastam grande parte de seu orçamento de pesquisa no desenvolvimento de novos medicamentos, mas também financiam testes clínicos, pelo menos em parte, e são responsáveis por produzir doses suficientes de vacinas ou medicamentos para garantir a contenção de surtos. Sem a capacidade que têm essas empresas de produzir medicamentos em grandes quantidades e em alta velocidade, nossas defesas contra epidemias seriam bastante reduzidas. É preciso recordar também que os investimentos de tempo e dinheiro de que as empresas precisam para

IDEIAS REVOLUCIONÁRIAS

No final de 2008, a Fundação Gates fez um apelo aos cientistas que pediam propostas em áreas muito específicas da saúde, especialmente Aids, tuberculose e malária. Procuravam ideias diferentes das habituais, novas abordagens para os problemas de sempre, e a principal diferença dos outros mecanismos de financiamento era que não exigiam nenhum tipo de dados preliminares para provar que o projeto era viável. Isso foi o suficiente.

Cem milhões de dólares foram destinados às propostas mais impactantes, entre elas muitas destinadas a encontrar vacinas eficazes contra doenças que afetavam os países em desenvolvimento. Cada projeto recebeu inicialmente cem mil dólares, com uma condição: se os resultados fossem promissores, o investimento seria ampliado em mais 1 milhão de dólares. No final, 81 projetos foram selecionados para o primeiro turno.

Alguns exemplos dessas ideias arriscadas que certamente não encontrariam financiamento nos canais usuais são o estudo dos tomates como possíveis antivirais, um sistema de detecção de fezes do parasita da malária no sangue humano por meio de ímãs, e o estudo de qual pode ser o efeito do uso de laser antes da injeção na eficácia de uma vacina.

desenvolver novos medicamentos são muito elevados, da ordem de 1 bilhão de dólares e uma década de pesquisa para cada novo produto, e entende-se que uma de suas prioridades é obter o dinheiro de volta o mais rápido possível.

Mas, por outro lado, "as empresas farmacêuticas têm colocado em andamento programas para garantir que os medicamentos sejam distribuídos em certas áreas sem a intenção de obter lucro", explica a Dra. Arantxa Horga. "Nos últimos anos, aumentaram muito as colaborações entre empresas, governos e ONGs, sobretudo em razão da conscientização do público e devido aos esforços filantrópicos. A malária, a tuberculose e a Aids são as doenças que mais se beneficiam com isso." Também há maneiras de garantir que a indústria cubra algumas deficiências de recursos que ninguém mais pode solucionar. "No caso dos medicamentos para crianças", diz a Dra. Horga, "um mercado que costuma ser pouco lucrativo para as empresas farmacêuticas, os próprios governos incentivam as empresas a investir em pesquisa, por exemplo, ao estender seus períodos de patentes" para que possam aproveitar por mais tempo os benefícios exclusivos.

Controle e prevenção

Além de tudo o que foi visto até agora, uma das estratégias mais úteis para lutar contra as infecções é sua detecção a tempo e a prevenção dos contágios. Nesse sentido, as agências que monitoram o surgimento de epidemias e pandemias, tanto local quanto globalmente, são cruciais. Uma atuação rápida pode evitar um grande número de mortes, por isso os governos precisam ter planos para detectar surtos de doenças infecciosas, comunicá-los rapidamente aos órgãos adequados e implementar o isolamento dos infectados e o tratamento preventivo da população saudável.

Nos Estados Unidos, é o CDC – Control Disease Center – que coordena esse tipo de resposta, em conjunto com a OMS. O CDC, com orçamento anual de quase 9 bilhões de dólares e 15.000 funcionários, é a maior agência governamental dedicada ao controle de infecções. Ela está sediada em Atlanta, nos Estados Unidos, e possui mais dez centros em todo o país. O equivalente na Comunidade Europeia é o ECDC – European Centre for Disease Prevention and Control –, mas alguns países possuem seus próprios centros, como o HPA – Health Protection Agency –, no Reino Unido, ou o InVS – Institut de Veille Sanitaire – na França.

Uma das novas ferramentas de prevenção é a internet. Por meio da rede é possível manter a população mundial informada sobre o avanço de uma epidemia em tempo real. Por exemplo, a iniciativa denominada HealthMap (www.healthmap.org) foi lançada em setembro de 2006. Trata-se de um *site* de conteúdo gratuito que informa sobre as infecções em todo o mundo. Governos e organizações como a ONU usam dados do HealthMap constantemente. A informação é obtida de todos os *sites* possíveis, desde comunicados de imprensa a anúncios oficiais, passando pelo ProMED-Mail, um fórum de discussão especializado de profissionais na área de doenças infecciosas. Todas as informações contidas em cerca de 20.000 páginas da *web* são analisadas a cada hora. Outras iniciativas semelhantes são os *sites* GPHIN (Global Public Health Intelligence Network), MEDISYS (um sistema de informação médica), Argus e EpiSPIDER (Semantic Processing and Integration of Distributed Electronic Resources for Epidemiology).

TROPAS DE CHOQUE

Sob a proteção da ONU, a organização Global Outbreak and Response Network (GOARN) é responsável por enviar equipes de médicos e voluntários às zonas onde foram notificadas epidemias, para tentar controlá-las na origem. Alguns membros dessas tropas de choque pertencem à OMS, outros são voluntários que muitas vezes arriscam suas vidas sem nem mesmo receber pagamento em troca. Também há ONGs, como os Médicos Sem Fronteiras, que participam nessas tarefas sem fins lucrativos.

4.
O perigo de saber demais

Nem todos os problemas causados por microrganismos são de origem natural: os humanos também podem provocar surtos infecciosos, de forma acidental ou intencional. Um exemplo seria usar micróbios como armas, uma possibilidade que sempre esteve muito presente no imaginário popular. Esse é um conceito que parece formar parte do vocabulário da guerra moderna, o lado sombrio dos avanços científicos recentes, mas não é verdade. Os romanos, por exemplo, já jogavam excrementos em seus inimigos na esperança de que pegassem alguma doença. E o exército mongol, afetado por uma epidemia, catapultou seus mortos para dentro das muralhas enquanto sitiava a cidade de Caffa (atual Teodósia). Na Idade Média, cadáveres de animais ou pessoas eram usados para contaminar as águas e espalhar a peste, e os americanos ofereciam as mantas dos doentes de varíola aos índios durante a conquista do Oeste. O uso de insetos é ainda mais antigo: acredita-se que na Pré-História abelhas e vespas eram usadas nos ataques entre tribos.

Durante a Segunda Guerra Mundial, o exército japonês planejou gerar 5 milhões de pulgas infectadas pela peste por ano para serem lançadas contra os aliados, mas não teve tempo de fazê-lo. Infelizmente, são famosos os experimentos cruéis com armas biológicas em prisioneiros de guerra, que os japoneses levaram a cabo na unidade 731, em Manchúria, sob o comando do Dr. Shiro Ishii.

Os Estados Unidos também investigaram o assunto na época: sabe-se que o Departamento de Defesa e Agricultura estava estudando o caso em conjunto com os japoneses para encontrar possíveis microrganismos que lhes fossem úteis na guerra. Nos laboratórios de Fort Derrick, os militares dos EUA fermentavam quase 10.000 litros de antraz em três grandes recipientes, além de outros agentes em quantidades menores, o que ia contra a Convenção de Genebra, que em 1925 proibiu todas as guerras químicas e biológicas, um manifesto que os Estados Unidos nunca ratificaram. O programa de armas biológicas dos EUA foi oficialmente interrompido pelo presidente Nixon em 1968, embora desde então o país tenha investigado o assunto de forma esporádica.

Outras vezes, vírus e bactérias participaram em guerras de forma acidental, mas muitas vezes benéfica para alguma das partes envolvidas. Estima-se que dois terços dos soldados mortos durante a Guerra Civil Americana foram vítimas da malária ou da febre amarela. E lembremos novamente que a conquista da América foi mais uma vitória dos micróbios do que dos exércitos europeus.

Embora ninguém tenha usado recentemente seres vivos microscópicos para atacar sistematicamente soldados ou civis, até onde se sabe o perigo existe agora mais do que nunca. O conhecimento que temos atualmente, a relativa facilidade com que podemos conseguir os materiais necessários e os potenciais efeitos devastadores tornam esta arma particularmente atraente para alguns países, em especial para grupos terroristas, pelo menos em teoria. Um informe do governo americano de 2008, intitulado *A world at risk* (Um mundo em perigo), previa que nos cinco anos seguintes haveria com toda a probabilidade de pelo menos um ataque com armas biológicas em algum lugar do mundo. Felizmente, a previsão não se cumpriu.

Os especialistas são pessimistas sobre quão preparados estamos para lidar com esse tipo de armas. Embora os Estados Unidos tenham aumentado os investimentos de 271 milhões de dólares em defesa biológica no final dos anos do governo Clinton para 4 bilhões de dólares quando Bush era presidente, acredita-se que as consequências de um ataque químico ou biológico em qualquer cidade do país seriam devastadoras. Neste capítulo, falaremos sobre bioterrorismo e também sobre a possibilidade de os cientistas poderem causar epidemias por causa de erros cometidos em laboratório.

O paradoxo: quanto maior o investimento, maior o perigo

O fato de haver a possibilidade de exércitos ou terroristas usarem microrganismos só aumenta o risco de pandemias, não apenas em razão das armas em si, mas também por causa do perigo inerente às pesquisas associadas a eles. Um surto infeccioso causado por ação humana também pode acontecer devido a um vazamento em um laboratório e causar uma crise de saúde tão grave quanto um ataque biológico premeditado. A maioria dos microrganismos que podem ser usados como armas biológicas são relativamente raros e geralmente não causam surtos ou epidemias de forma espontânea. Se não

VAZAMENTO LETAL

Já aconteceu pelo menos uma vez. Acredita-se que o vírus da gripe que causou a pandemia de 1977 tenha vindo de um laboratório.
Os vírus do tipo H1N1, como o que circulou em 1977, não eram vistos em humanos desde 1957. Quando reapareceram, eram geneticamente idênticos aos de vinte anos antes. Se o vírus estivesse circulando em reservatórios animais, a maneira mais fácil de ficar "escondido", fora de nosso controle, teria sido alterado substancialmente, porque o vírus da gripe evolui muito rapidamente quando está livre. O fato de ser igual aos seus predecessores parece indicar que o vírus deve ter "escapado" de um dos laboratórios que o conservavam para estudá-lo.
Uma das teorias sobre a origem da pandemia de Covid-19 de 2020 também é de que o vírus tenha escapado de um laboratório em Wuhan, na China, onde ocorreu o primeiro surto.

fosse por seu potencial uso indevido, alguns já estariam completamente esquecidos. Mas, para nos protegermos dessas ameaças, precisamos ser capazes de estudar os agentes perigosos de perto. Isso, por sua vez, torna mais provável que ocorra um acidente e o vírus ou a bactéria sendo investigado seja liberado involuntariamente, ou ainda que mais pessoas com más intenções tenham acesso a amostras perigosas.

Uma saída evidente para este paradoxo é encontrar uma maneira de poder pesquisar com suficiente segurança. É preciso ter certeza de que nenhum dos microrganismos encontrará uma maneira de escapar, acidentalmente ou não, e que os cientistas que lá trabalham estejam tão protegidos para prevenir infecções quanto para evitar ideias erradas. Em princípio, supõe-se que as medidas de segurança atuais sejam tão rígidas que os erros são virtualmente impossíveis. Além disso, os regulamentos são constantemente revisados e aprimorados. Por exemplo, no começo de 2009, o governo dos Estados Unidos iniciou uma atualização das leis relacionadas ao manuseio de materiais que oferecem risco biológico, seguindo uma das últimas ordens executivas assinadas por George Bush.

No entanto, as coisas nem sempre funcionam como planejado. Em junho de 2009, foi anunciado que o USAMRIID (United States Ary Medical Research Institute of Infeccious Diseases) – o laboratório do exército dos EUA, que investiga doenças infecciosas –, situado em Maryland, havia "descoberto" 9.300 frascos de microrganismos

ALGUÉM VIU O MEU VÍRUS?

O USAMRIID esteve no centro de outra polêmica em fevereiro de 2009. Um pesquisador encontrou quatro frascos com o vírus da encefalite equina venezuelana, que também não estavam nos bancos de dados. As pesquisas do laboratório foram interrompidas imediatamente até que se esclarecesse de onde vinham aqueles frascos misteriosos e se havia outros em algum outro lugar.

Acredita-se que alguém simplesmente se esqueceu de incluir os quatro frascos no sistema quando os arquivos mudaram do papel para a forma eletrônica, em 2005.

tóxicos "não identificados". Isso representava 13% de todas as amostras que eram mantidas no laboratório, que é o mais importante no estudo de armas biológicas do mundo. Em teoria, cada bactéria e cada gota de sangue precisam estar perfeitamente identificadas e inventariadas para evitar que alguém as leve sem ninguém perceber. Mas este claramente não era o caso. Algumas das amostras que apareceram continham soros de soldados que tinham sofrido febres hemorrágicas durante a Guerra da Coreia. Outras continham Ebola, peste, antraz e botulismo. Todas tinham potencial tóxico significativo. Acredita-se que vinham de pesquisadores que tinham deixado o laboratório e se esqueceram de destruir as amostras, embora isso não seja desculpa para a falta de controle. O pior é que não há como saber se algum frasco foi perdido ou roubado, ainda que as autoridades considerem isso pouco provável.

Isso mostra que, apesar do cuidado que se tem ao trabalhar com esse tipo de material tão perigoso, erros burocráticos podem levar amostras a aparecer e desaparecer sem que ninguém perceba, com o risco óbvio de que os bioterroristas fiquem tentados. O governo dos EUA insistiu que novos sistemas fossem colocados em funcionamento para inventariar amostras, o que evitaria erros como esses no futuro.

Informação perigosa

Não são apenas as amostras de vírus e bactérias que correm risco de cair nas mãos erradas: a informação em si é igualmente perigosa. Para lutar contra os agentes biológicos, precisamos ser capazes de distribuir livremente as informações que emergem dos estudos para outros pesquisadores ao redor do mundo. Mas, de acordo com os artigos, geralmente publicados em revistas científicas à disposição de todos, eles poderiam ser usados literalmente como "receitas" para o cultivo de microrganismos tóxicos. Isso é chamado de "uso duplo", e agora se fala em regulamentar esse tipo de estudo e decidir quais podem se tornar públicos e quais devem permanecer em segredo.

O problema, é claro, é que, quanto mais se aumenta a segurança e quanto mais obstáculos são colocados na disseminação da informação, mais lenta é a pesquisa sobre o assunto.

TIPOS DE AGENTES BIOLÓGICOS PASSÍVEIS DE SEREM USADOS COMO ARMAS

(Dos mais aos menos tóxicos, segundo o CDC (Centro de Controle de Doenças) dos Estados Unidos).

CATEGORIA A

Antraz, varíola, botulismo, peste, tularemia e febres virais hemorrágicas (como Marburg e Ebola).

CATEGORIA B

Brucelose, psitacose, encefalite viral, tifo, contaminação de reservatórios de água (cólera etc.)

CATEGORIA C

Tuberculose, hantavírus etc.

Por exemplo, à medida que aumenta nosso conhecimento genético sobre vírus como o da gripe de 1918, os bancos de dados públicos estão se enchendo com as sequências de seu genoma. Se conhecermos as peças das quais precisamos para construir o vírus mais letal que já existiu, o que impedirá que um grupo terrorista com recursos suficientes o reproduza em algum momento? Segundo o Dr. Martínez-Sobrido, "a cada dia há mais possibilidades de produzir vírus agressivos em laboratório, porque há cada vez mais laboratórios capazes de fazê-los e os processos estão cada vez mais rápidos e simples. As limitações são cada vez menores. Coisas que há apenas alguns anos eram somente ficção científica, agora se transformaram em realidade". O Dr. García-Sastre vê com clareza que a ameaça é mais teórica do que real: "Existem formas mais rápidas e eficazes de produzir uma arma biológica do que tentar reconstruir o vírus da gripe de 1918. Trata-se, também, de uma questão de quem atinge o objetivo primeiro: se os terroristas algum dia conseguirem criar um vírus terrível a partir dos resultados que obtemos no laboratório, é provável que já tenhamos encontrado antes uma cura. Apesar das informações da quais dispomos, os abundantes problemas técnicos fazem com que esse caminho não seja nada fácil para potenciais bioterroristas. É uma questão muito simples de equilíbrio entre riscos e benefícios: os benefícios dessas pesquisas para a saúde são milhares de vezes maiores do que as chances remotas de alguém usá-las indevidamente".

Antraz

No grupo dos microrganismos que podem ser usados como armas (veja o quadro da pg. 98), um dos mais conhecidos é o antraz. Antraz é como é usualmente chamado o *Bacillus anthracis*, uma bactéria que é a única que existe revestida por uma cápsula protetora feita de proteínas. Esse nome é, na verdade, uma confusão com a doença que ele causa, tradicionalmente chamada de carbúnculo ou *anthrax* pelos anglo-saxões.

O carbúnculo pode ser visto em pessoas ou animais (nestes últimos, era frequente ser chamado de anthrax, para complicar ainda mais a nomenclatura) e causa sintomas diferentes, dependendo do ponto de entrada no organismo. Se o fizer por via respiratória, inicialmente leva a um quadro semelhante ao de uma gripe, que pode resultar em morte por insuficiência pulmonar. Se não é tratado, é fatal em mais de 90% dos casos. Felizmente, antibióticos como a penicilina permitiram a redução desse número para apenas 45%. Se o antraz for ingerido, por exemplo, através de carne contaminada, ele causa uma inflamação intestinal aguda, letal em 25% a 60% dos casos. A terceira forma, mais branda, é a cutânea: pode aparecer apenas uma úlcera na zona de

UM NOME POLÊMICO

Anthrax é o nome de uma banda norte-americana de trash-metal formada em 1981. Durante os ataques aos Estados Unidos, em 2001, o grupo decidiu mudar o domínio de sua página na *web*. Como digitar www.anthrax.com no navegador leva diretamente à página da banda, isso gerou confusão em quem buscava saber mais sobre a doença e o bioterrorismo. A própria banda decidiu, então, postar informações úteis de saúde na rede e suprimir o conteúdo musical durante uma época.
Em outubro de 2001, emitiu um comunicado à imprensa dizendo que estava pensando em mudar o nome da banda para algo mais positivo. Em um show no mês de novembro do ano seguinte anunciou que, apesar de todas as notícias ruins, não haveria mudança alguma no nome.

entrada. Mas, se não tratado, em 20% dos afetados pode ser letal, porque o bacilo chegará à corrente sanguínea e causará um quadro geral grave.

O carbúnculo é uma doença conhecida há milênios. Acredita-se que seja uma das sete pragas do Egito, descritas na Bíblia. A doença também é mencionada na *Ilíada* de Homero. É observada normalmente em pessoas que trabalham com animais, porque não é transmitida entre humanos. O bacilo é capaz de formar estruturas muito resistentes chamadas *esporos*, estado no qual fica protegido e pode chegar a sobreviver por décadas enquanto espera as condições ideais para continuar se dividindo. Por isso, de uma vaca ou uma cabra infectada, podem se desprender esporos que serão capazes de infectar humanos muito tempo depois da morte do animal. Devido a um controle rígido, poucos animais infectados com antraz são vistos atualmente. Este foi um problema importante até o fim do século XIX, quando Louis Pasteur descobriu uma vacina eficaz contra o bacilo que causava a doença.

Do ponto de vista da guerra, o antraz tem a vantagem de ser muito resistente e levar a uma alta mortalidade. Além disso, é um micróbio relativamente fácil de conseguir e manipular, que é transmitido pelo ar e não se espalha para além da população-alvo. Isso é importante para evitar epidemias descontroladas, que podem afetar também aqueles que o usariam como arma. O vento pode fazer com que os esporos se espalhem bastante, e assim um ataque pode ter uma extensão muito ampla. Estima-se que se um avião despejasse 100 quilos de antraz sobre uma cidade como Washington, como ocorre na fumigação de um campo, causaria de 1 a 3 milhões de mortes. Se o fizesse à noite, seria bastante difícil de detectar e ser interceptado a tempo. Estima-se que, se a bactéria fosse espalhada pelo cano de escapamento de um táxi em Manhattan, entre 5 e 6 milhões de pessoas poderiam ser mortas.

Essa quantidade de esporos é relativamente pequena e pode estar ao alcance de bioterroristas ou de nações com exércitos não muito grandes. Além disso, até certo ponto seria fácil conseguir em laboratório que o antraz se tornasse resistente à penicilina e a outros antibióticos, o que aumentaria muito o número de vítimas. É por isso que há tanto medo de um possível ataque, e, quando se suspeitou que Saddam Hussein estava produzindo armas biológicas, não foram necessárias muitas desculpas para os EUA invadirem o Iraque como medida de precaução.

Já no século XIX havia notícias sobre o uso militar do antraz. As tentativas de produzi-lo foram feitas em massa durante a Primeira Guerra Mundial, mas abandonadas em favor do gás mostarda. Durante a Segunda Guerra Mundial, as pesquisas foram consideradas novamente, e até uma versão particularmente agressiva do antraz foi preparada, mas nunca foi usada. Os exércitos dos EUA e do Reino Unido continuaram a conduzir estudos com antraz desde então.

Bioterrorismo nos EUA

Logo após o atentado às Torres Gêmeas de Nova Iorque em 11 de setembro de 2001, um caso de bioterrorismo paralisou os EUA durante meses. Um indivíduo ou um grupo de indivíduos enviou um total de sete cartas com esporos de antraz para diferentes endereços no país. Das 22 pessoas infectadas, cinco morreram. O primeiro lote de cartas foi enviado de Nova Jersey em 18 de setembro de 2001: elas foram endereçadas a escritórios de meios de comunicação nacionais, como as redes NBC e CBS e o jornal *New York Post*. Aqueles que receberam essas cartas descreveram que elas continham um pó amarronzado. Mais duas cartas foram enviadas de Nova Jersey em 9 de outubro, desta vez endereçadas a senadores, com uma dose maior de esporos.

As notas manuscritas que acompanhavam o pó assassino diziam "morte à América", "morte a Israel" e "Alá é grande". Tudo levava a crer que se tratava de extremistas islâmicos. A busca pelos culpados começou de imediato, e uma recompensa de 2,5 milhões de dólares foi oferecida a quem ajudasse a descobri-los. Imediatamente após os ataques, o FBI, pressionado pela Casa Branca, anunciou que se tratava de uma nova onda de ataques planejada pela Al Qaeda.

O pânico foi generalizado. Todos temiam que a próxima carta que fossem abrir contivesse o pó assassino. Os que ficaram mais assustados foram os funcionários dos Correios, que manuseavam milhares de envelopes e pacotes todos os dias. Mas muitos deles não queriam nem ser vacinados contra a doença. Tinham medo de ser usados como cobaias pelo governo. A falta de informação e as opiniões divergentes às quais foram expostos foram a principal causa da decisão. No final, 10.000 carteiros receberam um tratamento de dois meses com antibióticos.

Em outubro de 2001, especulou-se que os aditivos militares encontrados nos esporos eram muito específicos e sugeriam que o Iraque era o responsável pelo ataque. Embora alguns especialistas tenham negado pouco depois a existência de quaisquer aditivos, esses dados, entre outros, foram usados para justificar que o Iraque possuía armas de destruição em massa e que ações deveriam ser tomadas rapidamente para prevenir ataques mais sérios.

Foi apenas em maio de 2002 que o antraz começou a ser associado a laboratórios dos próprios Estados Unidos. Para surpresa de todos, a análise dos esporos mostrou que o bacilo era, em todos os casos, da cepa chamada Ames, que havia sido estudada pela USAMRIID e depois distribuída para cerca de 20 laboratórios em todo o mundo. Devido à periculosidade do produto, o número de pessoas que tinham acesso a ele era muito reduzido. Isso, em teoria, deveria ter facilitado a localização do culpado. Mas a investigação continuou por anos sem que se chegasse a qualquer conclusão até 29 de julho de 2008, quando Bruce Ivins, um cientista de 62 anos que trabalhava na USAMRIID, suicidou-se com uma *overdose* de analgésicos. Foi então divulgado que o FBI, após quase sete anos de investigação, estava prestes a acusá-lo de ser o responsável.

O uso de novas técnicas genéticas surgidas nos últimos anos permitiu-lhes finalmente estudar as variantes da cepa Ames distribuídas pelos diferentes laboratórios. Entre 10 e 20 genomas inteiros de bactérias foram sequenciados. Havia mais de mil amostras distribuídas por laboratórios em todo o mundo, mas apenas oito correspondiam geneticamente às das cartas, e todas vinham da remessa identificada como RMR-1029. A RMR-1029 era mantida no USAMRIID, e Bruce Ivins era o único responsável por ela desde que fora cultivada e estudada, em 1997. Coincidentemente, pouco antes dos ataques, Ivins havia passado mais tempo do que o normal no prédio onde a RMR-1029 estava guardada, com frequência fora do horário de trabalho. Ademais, quando o FBI começou a investigar, Ivins lhes deu amostras erradas para confundi-los.

O HOMEM ERRADO

O Dr. Steven Hatfill, virologista e especialista em armas biológicas, foi nomeado "Person of Interest" (em português, pessoa de interesse, alguém que coopera com alguma investigação criminal por oferecer informações valiosas) pelo Departamento de Justiça dos Estados Unidos no caso dos ataques terroristas de antraz. O FBI fez uma busca em sua casa, e a mídia divulgou a notícia.

Tudo começou porque, em 1999, depois de várias ameaças de ataques com antraz escondido em cartas, que se revelaram falsas, Hatfill foi convidado a escrever um relatório sobre a probabilidade de tal ato terrorista. Não está claro quem encomendou o relatório. Algumas fontes dizem que foi a CIA, e outras concluem que foi uma iniciativa de Hatfill e seus colegas.

No final, descobriu-se que Hatfill não tinha nada a ver com bioterrorismo. Não muito tempo depois, ele processou o governo dos EUA por danos morais, dizendo que o episódio havia "destruído sua reputação", e recebeu 5,8 milhões de dólares de indenização.

Contudo, ficou provado que Hatfill era realmente culpado de algo: falsificar seu certificado de doutorado.

O MISTÉRIO DO SILÍCIO

Uma das chaves para o caso Ivins é se os esporos foram ou não manipulados para se tornarem mais perigosos (ou, como dizem os especialistas, para terem "qualidade de arma"). Se for este o caso, as chances de que um microbiologista como Ivins pudesse ter feito isso sozinho eram muito pequenas.

A princípio, foi dito que sim, que os esporos foram tratados para se tornarem mais voláteis. Mais tarde, os especialistas descartaram essa descoberta. Uma das maneiras de evitar que os esporos se aglutinem e garantir que eles possam se espalhar mais facilmente é cobri-los com uma camada de silício. E, de fato, traços de silício foram detectados nas amostras. Acreditava-se que isso era prova da manipulação, mas posteriormente foi decidido que o silício havia se incorporado aos esporos naturalmente, e não com intenção expressa em um laboratório.

Ainda não está claro que tipo de manipulação o bacilo sofreu. Alguns relatórios do FBI afirmam que os esporos não contêm silício nem qualquer outro aditivo.

Acredita-se que Ivins tinha problemas psicológicos desde o ano 2000, pelo menos. Em 2002, o FBI pediu à Sociedade Americana de Microbiologia para investigar seus 43.000 membros para obter informações. Sessenta dos maiores especialistas em antraz do país foram estudados a fundo pelo FBI em relação ao caso. A microbiologista Nancy Haigwood sugeriu que dessem uma olhada em Ivins, que, segundo ela, havia tornado a vida dela impossível por 20 anos, de uma forma desequilibrada. O FBI pediu a Haigwood que se encontrasse com Ivins com uma escuta, para ver se ela poderia obter alguma informação. Embora ela inicialmente concordasse, Haigwood acabou recuando, assustada. De qualquer forma, este foi provavelmente o começo do fim para Ivins.

Se Ivins foi o único responsável, não se sabe qual motivação tinha ou como conseguiu fazer com que o antraz pudesse ser facilmente inalado, uma manipulação para a qual é necessário ter conhecimento militar (veja o quadro). Além disso, alguns relatórios dizem que entre 10 e 100 pessoas tiveram acesso aos frascos de antraz que Ivins guardava. Um dos pontos fracos da teoria é que o FBI não foi capaz de reproduzir exatamente o formato no qual estavam os esporos das cartas, o que significava que a coisa não é tão simples quanto parece e, portanto, Ivins nunca poderia ter feito isso sozinho, secretamente, em apenas algumas sessões noturnas no laboratório.

O próprio FBI pediu à comunidade científica de especialistas da Academia Nacional de Ciências dos EUA que analisasse os dados de forma independente e confirmasse que os métodos experimentais que haviam sido utilizados eram adequados e as conclusões, corretas. Um comitê de 15 especialistas finalmente iniciou essa investigação no final de julho de 2009, mas não conseguiu trazer luz ao assunto. Talvez nunca saibamos com certeza se Ivins era o assassino do antraz e, em caso afirmativo, se ele agia sozinho ou com a colaboração de outras pessoas.

O retorno da varíola?

A varíola é outra doença comumente mencionada quando se fala de bioterrorismo. Já explicamos que foi erradicada do planeta, mas o vírus ainda existe. Duas amostras dele são mantidas sob rígidas medidas de segurança, uma nos Estados Unidos (na sede do CDC, em Atlanta) e outra na Rússia (primeiro no Instituto de Pesquisa de Preparações Virais, em Moscou, depois levada para a Sibéria). Foi uma decisão polêmica na época, devido ao perigo potencial que representa, mas acredita-se que seja importante ter amostras disponíveis caso o vírus precise ser estudado. Uma vez mais, acredita-se que os benefícios superam os riscos. O plano era destruir as amostras no final do século XX, mas optou-se por dar a elas um indulto indefinido. Com a possibilidade teórica de que a varíola pudesse ser usada como arma bioterrorista, programas de pesquisa voltados para a descoberta de vacinas e tratamentos mais eficazes e seguros foram reativados.

Mas não podemos ter certeza absoluta de que as duas amostras do vírus sejam as únicas que existem, sobretudo depois da queda da União Soviética e dos problemas ocasionados desde então. Há rumores segundo os quais o exército russo estava trabalhando com o vírus da varíola na década de 1980, tentando criar um híbrido com o vírus do Ebola, ainda mais letal. Isso significa que poderia haver amostras do vírus em mais de um laboratório soviético.

Alguém poderia ter conseguido uma pequena quantidade dele, e isso bastaria para criar um problema: o vírus é fácil de cultivar, está estável há muito tempo e se espalha muito facilmente pelo ar. Portanto, apresenta as características perfeitas para ser utilizado como arma biológica. Dada essa possibilidade, toda precaução é pouca.

5.
Doenças esquecidas e doenças novas

Neste capítulo e no próximo falaremos de algumas das doenças infecciosas mais importantes vistas atualmente (deixando de lado as quatro grandes epidemias modernas, que ocupam a outra parte do livro e que são as que há anos mais causam problemas de saúde e sociais). Algumas surgiram há pouco tempo, como a Covid-19. Outras são parte do grupo das "doenças esquecidas", infecções que há tempos convivem conosco mas que, pelo fato de afetarem com mais frequência os países mais pobres, não recebem a atenção que merecem. Algumas são mais letais que outras, algumas respondem aos tratamentos e outras, não. Seja como for, é importante ter em conta que elas existem, têm um impacto significativo e que, apesar de nem sempre estarem na chamada dos noticiários, todos podem ser afetados por elas algum dia.

AS NOVAS DOENÇAS INFECCIOSAS

Estas são algumas das doenças infecciosas que surgiram mais recentemente, ao lado do ano em que foram descobertas.

Ebola (1976)
Legionella (1977)
Doença de Lyme (1982)
Aids (1983)
SARS (2002)
MERS (2012)
Covid-19 (2019)

Meningite

A meningite é uma inflamação das membranas que circundam o cérebro. É relativamente incomum no hemisfério Norte, embora surtos sejam observados esporadicamente; por outro lado, é um problema muito grave em alguns países africanos, especialmente na região que vai da Etiópia ao Senegal. Ela é causada por diferentes tipos de agentes, mas uma das formas mais graves é provocada pela bactéria *Neisseria meningitidis*, também conhecida como meningococo, transmitida pela saliva. Se não tratada, mata 50% dos infectados. Mesmo com antibióticos, 10% morrem e 25% podem sofrer sequelas graves. Todos os anos naquela região há um surto de meningite, que começa em janeiro ou fevereiro e desaparece depois de três ou quatro meses, quando chegam as primeiras chuvas, geralmente a partir de maio. As razões desse ciclo anual ainda são desconhecidas. Apesar da vantagem de saber em que momento exato os casos de meningite são vistos na África, ainda não é possível prever onde eles aparecerão ou quão grave será o surto naquele ano.

Em 2009, uma epidemia de meningite particularmente intensa atingiu a região de Nigéria, Burkina Faso, Mali e Níger, com mais de 25.000 possíveis infectados e 1.500 mortos (embora os números confirmados sejam de cerca de 13.500 infectados e 930 mortos). Começou mais cedo do que nos anos anteriores e foi o pior surto desde o de 1996, quando uma epidemia semelhante infectou 250.000 pessoas e matou 25.000. Naquela época, afetou dez países.

As vacinas usadas precisam cobrir várias bactérias. A do meningococo não foi aprimorada desde os anos 1960 e protege apenas por um curto período (cerca de três anos). Há estudos sendo realizados para se obter uma vacina mais barata e melhor do que a existente. Em contrapartida, a vacina contra a *Haemophilus influenzae* tipo B, outra bactéria causadora da doença, é eficaz e tem conseguido conter esse tipo de meningite, uma vez que é administrada em muitos países como parte do calendário de vacinação infantil. Com frequência o número de doses de vacina que chegam às áreas problemáticas é insuficiente para vacinar toda a população de risco. Conseguir que a vacina seja distribuída com rapidez suficiente e onde for necessária é um dos principais problemas no controle da doença.

Cólera

Milhões de pessoas em todo o mundo vivem em áreas com risco de contrair cólera. Ainda existem mais de 100.000 vítimas da doença a cada ano. A cólera geralmente é transmitida por meio da água contaminada com fezes de pessoas infectadas. É, portanto, uma doença que depende fortemente das condições sanitárias, sobretudo da filtragem e do uso de cloro na água, e atualmente só é vista em países em desenvolvimento. A última pandemia de cólera ocorreu na década de 1970, mas desde então têm ocorrido surtos frequentes. Por razões desconhecidas, as epidemias de cólera também seguem padrões sazonais.

A principal característica da cólera é a diarreia intensa provocada pela toxina segregada pela *Vibrio cholera*, a bactéria responsável pela doença. Em 5% dos casos, mata algumas horas após a aparição dos primeiros sintomas se não for tratada com urgência. Embora os antibióticos sejam úteis, o mais importante é a reidratação intensiva para evitar o choque hipovolêmico.

Pessoas infectadas que não morrem de cólera adquirem imunidade contra infecções futuras. Acreditava-se que essa imunidade durasse alguns anos, mas alguns estudos recentes mostram que ela pode durar apenas meses em certas pessoas. Um problema para eliminar a cólera são as infecções que não apresentam sintomas. As infecções assintomáticas seriam até 250 vezes mais comuns do que as sintomáticas, o que poderia fazer com que muitas pessoas transmitissem a doença sem saber que estão infectadas.

Há três vacinas clássicas contra a cólera administradas por via oral: Dukoral, Shanchol e Euvichol. A Dukoral é a que se utiliza com mais frequência. É muito eficaz e relativamente barata: custa entre 5 e 9 euros. É administrada por via oral, como as outras duas, e o problema é que deve ser mantida resfriada e precisa ser prescrita em duas doses, com pelo menos uma semana de intervalo entre elas. São condições muito difíceis de conseguir na África fora das grandes cidades, razão pela qual a OMS não considera viável apoiar estratégias de vacinação em massa. A Vaxchora é outra vacina oral que se tornou mais relevante recentemente.

No final de 2008, uma epidemia de cólera devastou o Zimbábue, com milhares de mortos e dezenas de milhares de doentes, enquanto o governo do ditador Mugabe tentava minimizar os números e negava que houvesse quaisquer problemas. Segundo testemunhas, as estradas ficaram cheias de resíduos, com moscas e vermes se multiplicando muito perto das casas. Nos hospitais, sem eletricidade e sem água encanada, às vezes sem médicos ou enfermeiras, já que muitos deles deixaram o país (até 50% desde 2000), os pacientes ficavam amontoados, facilitando que a infecção se espalhasse entre eles. Devido aos problemas políticos do país, os cadáveres se amontoavam sem que houvesse tempo para enterrá-los, levando à decomposição e mais contaminação das fontes de água potável.

O Zimbábue tinha um dos melhores sistemas de saúde da África, incluindo um importante centro de pesquisa na Universidade do Zimbábue, mas tudo isso foi perdido nos últimos anos devido à instabilidade política. O país não sofria de cólera havia décadas, exceto em casos isolados que normalmente eram controlados em poucas semanas. A extensão da epidemia e o prazo de quando ela pôde ser neutralizada não podem ser calculados. A epidemia se espalhou para países vizinhos no cone sul da África, incluindo África do Sul, Zâmbia, Moçambique e Congo. Outros surtos graves de cólera na África ocorreram em Angola, em 2006 e 2007 (85.000 casos, com 5% de mortes), e na África do Sul, em 2002 (116.000 casos, com 1% de mortes).

Na última década, houve mais de uma dúzia de surtos de cólera em todo o mundo. Os mais importantes foram no Iêmen (que começou em 2017 e ainda assola um país em guerra, com mais de meio milhão de infectados), no Haiti e na República Dominicana em 2010 (com cerca de 900.000 infectados e cerca de 10.000 mortos).

Vírus do Nilo Ocidental

Até o final do século XX, poucas pessoas nos países desenvolvidos tinham ouvido falar do vírus do Nilo Ocidental (também conhecido como Febre do Nilo Ocidental, FNO). Ele afeta principalmente pássaros, mas pode contaminar humanos por meio de picadas de mosquito. Em 80% dos casos os pacientes são assintomáticos, enquanto o restante apresenta dores de cabeça, dores no corpo e nódulos linfáticos inflamados, sintomas que desaparecem em algumas semanas. Relativamente incomum e limitada em especial às regiões tropicais, a Febre do Nilo foi descrita pela primeira vez em 1937, em Uganda, apesar de se especular que o vírus já circulasse há um bom tempo. Algumas pessoas chegam a sugerir que Alexandre, o Grande, foi a primeira vítima conhecida, enquanto outras acreditam que ele morreu de malária ou febre tifoide.

O vírus ficou famoso quando chegou às Américas pela primeira vez em 1999, por Nova Iorque. Acredita-se que tenha vindo através de um mosquito viajando em um avião proveniente da África. Houve um pânico considerável na cidade. Um dos primeiros sinais de que algo estava acontecendo foi a morte de uma quantidade grande de pássaros do zoológico do Bronx, seguida por uma série de casos de uma doença não identificada em humanos que começou a afetar uma vizinhança no Queens. Em meados daquele ano, houve 62 casos sérios e sete mortes na cidade. Depois disso, o vírus começou a se espalhar para o oeste do país até alcançar a outra costa dos Estados Unidos em 2002. Do início da epidemia, até 2004, houve 16 mil casos e 660 mortes. Em 2007, algo em torno de 3.600 pessoas por todo o país sofreram uma infecção severa e aproximadamente 125 morreram, uma taxa abaixo de 4%.

Não há tratamento para essa doença; desse modo, a estratégia mais eficaz é focar na transmissão. As autoridades da cidade de Nova Iorque tentaram conter o surto inicial pulverizando doses grandes de inseticida no Central Park, usando caminhões-tanque nas noites de verão. As pessoas também foram aconselhadas a não andar pelo parque depois do pôr do sol, quando os mosquitos começavam a aparecer. Até o momento os casos na Europa são esporádicos.

Ebola

O vírus Ebola causa febre hemorrágica com sangramento intenso, e geralmente é fatal. Pertence a uma das cinco famílias de vírus (entre eles o Marburg e a febre Lassa) que causam sintomas similares. De quando o Ebola foi descoberto em 1976 até o início deste século, apenas mil pessoas morreram, a maioria na África Central, portanto essa é uma doença rara. Mas o Ebola teve um destaque inesperado por causa de dois surtos grandes recentes também na África: um que durou de 2013 a 2016 e matou mais de 11 mil pessoas (o maior já visto até o momento) e um surto menor, com um total de 2.280 mortos, que se iniciou em 2018 no Congo e foi declarado oficialmente encerrado em junho de 2020. A epidemia de 2013 é importante não só por sua magnitude, mas por ter sido a primeira a afetar países fora da África. O Reino Unido, a Itália, a Espanha e os Estados Unidos registraram mortes por Ebola pela primeira vez, todas vindas de pessoas infectadas em viagens pela África, mas que não causaram nenhum surto nos seus respectivos países.

O surto de 2018 foi o segundo maior já registrado em termos de letalidade (com uma média de 66% de mortalidade) e o primeiro com o uso de drogas antivirais experimentais e a aplicação de uma vacina. A vacina foi desenvolvida pelo laboratório Merck durante a epidemia

VIROSES CINEMATOGRÁFICAS

O filme *Epidemia*, estrelado por Dustin Hoffman como coronel do Instituto de Pesquisa Médica do Exército dos Estados Unidos da América para Doenças Infecciosas, que tem de frear um surto de febre hemorrágica em uma cidade norte-americana, estreou em 1995. O vírus causador da doença se chamava Motaba, mas, na verdade, era idêntico ao Ebola. A epidemia se iniciou por meio de um macaco infectado em um caso muito semelhante ao primeiro surto de outra febre hemorrágica, a que aconteceu em Marburg, na Alemanha. Por coincidência, o filme estreou alguns meses depois de um surto de Ebola no Zaire, o que levou a um debate social sobre a possibilidade real de uma situação similar nos Estados Unidos e os planos que o CDC faria para contê-la.

Vírus similares também foram as estrelas nos filmes de zumbi *Extermínio* (2002) e *Extermínio 2* (2007). As epidemias começaram de maneira similar, com macacos infectados. Dessa vez, além da febre hemorrágica, a doença causava um estado de fúria agressiva nas vítimas, que passavam a atacar todos com violência.

Contágio (2011) é um dos filmes que mostram de forma mais realista os efeitos de uma pandemia. Usa o SARS como modelo, mas o vírus que causa a doença é bem mais agressivo. O filme ganhou popularidade com o surto de Covid-19 por ser muito parecido com o que acontece atualmente.

O Enigma de Andrômeda (1969), um romance de Michael Crichton transformado em filme em 1971, é sobre um vírus que chega do espaço e ameaça causar um surto incontrolável. Ainda hoje, alguns virologistas citam o título do filme quando querem se referir a um possível surto de um vírus desconhecido que não seríamos capazes de conter.

Um exemplo mais antigo de controle epidêmico no cinema é *Pânico nas Ruas*, um filme de 1950 em que Richard Widmark tem como missão parar um criminoso que está infectado com um tipo de praga pulmonar antes que ela se espalhe pela cidade de Nova Orleans.

anterior e finalmente disponibilizada para ser distribuída para mais de 300 mil pessoas durante este último surto. Dados preliminares sugerem que a vacina, além de dar uma proteção de 80%, reduz a severidade da doença naquelas pessoas que eventualmente venham a se contaminar. Além disso, duas drogas novas, chamadas mAb114 e REGN-EB3, foram testadas pela primeira vez e mostraram uma redução significativa no número de mortos. Por causa disso, foram dadas de imediato para o maior número possível de pacientes. Ambas as drogas são baseadas em anticorpos que bloqueiam o vírus. Estas drogas e a vacina podem mudar o cenário do Ebola, que até o momento não tinha tratamento. Contudo, a taxa de mortalidade dessa doença ainda é muito alta, mesmo com essas intervenções.

Há seis tipos de vírus Ebola conhecidos: vírus Ebola (Zaire Ebolavirus), vírus Sudão (Sudão Ebolavirus), vírus Taï Forest (Taï Forest Ebolavirus, conhecido antes como vírus da Costa do Marfim), vírus Bundibugyo (Bundibugyo Ebolavirus), vírus Reston (Reston Ebolavirus) e, o mais recente, vírus Bombali (Bombali Ebolavirus, registrado pela primeira vez em 2018). A infecção por três dessas variantes (Zaire, Sudão e Bundibugyo) é fatal em 25% a 90% dos casos, dependendo principalmente da qualidade do tratamento recebido pelos afetados. A única metodologia de ação é tratar os sintomas conforme aparecem. Os humanos normalmente são infectados pelo contato com animais doentes, em especial os macacos; dessa forma, o Ebola é um problema em áreas não urbanas e, principalmente, na África. Em 2005, acredita-se que as epidemias de Ebola no Gabão e no Congo tenham sido causadas por morcegos infectados.

Em 2008, uma variante do vírus Ebola chamada Reston foi identificada em porcos filipinos. Este foi o primeiro caso de Ebola detectado em um animal que não era um primata. Assim como os humanos, os porcos podem ter sido infectados por fezes de morcegos que caíram na sua comida. Esse tipo de vírus foi observado pela primeira vez em 1989, em um grupo de macacos em Reston, Virgínia, local que ainda está em quarentena e é usado para pesquisas. Os macacos vieram das Filipinas, e descobriu-se que as pessoas que tiveram contato com eles tinham anticorpos contra o vírus, apesar de apenas um deles ter desenvolvido sintomas semelhantes aos de uma gripe. Houve surtos do vírus Reston entre os humanos nas Filipinas entre 1992 e 1996, mas ninguém morreu da doença.

TIPOS DE LABORATÓRIOS DE MICROBIOLOGIA

Dependendo do grau das medidas de segurança, há quatro tipos de laboratórios envolvidos na pesquisa com microrganismos:

Nível 1: o trabalho é feito com organismos não causadores de doenças ou que representam riscos míninos para a saúde. São tomadas precauções de baixo nível.

Nível 2: micróbios causadores de doenças que não são transmitidas com facilidade pelo ar podem ser estudados nesses laboratórios (por exemplo, HIV e salmonela). A equipe precisa ser treinada, o acesso ao laboratório é restrito e sistemas de contenção biológica são usados para garantir que os micróbios não se espalhem.

Nível 3: os micróbios estudados causam doenças sérias ou morte se inalados (por exemplo, o antraz ou o SARS). As medidas de segurança são mais rígidas, e o ar do laboratório é filtrado.

Nível 4: doenças sérias transmitidas pelo ar e contra as quais não há vacinas ou tratamentos são estudadas (por exemplo, o Ebola). Os laboratórios são isolados, e os pesquisadores trabalham usando macacões de proteção com tubos de oxigênio. Também precisam passar por duchas de descontaminação e câmaras de luzes ultravioleta. Esse tipo de laboratório é pouco comum.

Ser infectado por um macaco é incomum. Contudo, há muitas pessoas que têm contato com porcos, e por esse motivo a descoberta do vírus Reston nesses animais representa um perigo significativo para os humanos. O vírus é destruído pelo calor, então comer carne suína não representa um perigo, desde que seja bem cozida. Acredita-se que algumas das epidemias de Ebola na África tenham sido precedidas por um aumento incomum de mortes de porcos, o que sugere que eles tenham transmitido o vírus para os humanos. O vírus não foi descoberto infectando nenhum humano que trabalhava com porcos até janeiro de 2009, quando um fazendeiro foi testado positivo para anticorpos contra o vírus. Em fevereiro daquele ano, foram descobertos mais quatro casos. Nenhum dos infectados teve sintomas sérios. Reston ainda não causou nenhuma fatalidade; logo, antes de provocar qualquer epidemia séria, ele precisa se tornar mais agressivo. É isso que pode ocorrer se um vírus trocar informações com outro, o que acontece com frequência quando mais de um deles infecta o mesmo porco.

Febres hemorrágicas como o Ebola são a pior variação de todas as doenças hemorrágicas por sua agressividade intensa. Por sorte, isso também limita seu alcance porque os pacientes são detectados com rapidez e isolados antes de uma epidemia de larga escala se instalar. Contudo, de tempo em tempos, um surto sai do controle e pode se espalhar por países vizinhos, como vimos recentemente. Mesmo assim, as chances de causarem uma pandemia são, em princípio, baixas por causa das características descritas.

Apesar disso, não deveríamos cometer o erro de acreditar que o Ebola e outras doenças relacionadas são um problema só da África. A grande facilidade para viajar nos dias de hoje permite que um surto se desloque com rapidez para outros países, como foi visto em alguns casos neste século. Além disso, há outras situações de risco pertinentes aos países desenvolvidos. Por exemplo, em março de 2009, uma pesquisadora do Instituto de Medicina Tropical Bernhard Nocht, em Hamburgo, na Alemanha, foi exposta acidentalmente ao vírus Ebola do Zaire, uma das variações mais tóxicas, ao se picar com uma agulha contaminada.

Mesmo vestindo as roupas de proteção corretas, típicas dos laboratórios em que o Ebola é estudado, a agulha perfurou a pele da pesquisadora.

Ferimentos com agulhas nem sempre são fatais, uma vez que poucos vírus entram na corrente sanguínea dessa forma. Um caso similar aconteceu em 2004, no Instituto de Pesquisa Médica do Exército dos Estados Unidos da América para Doenças Infecciosas, e o cientista foi salvo sem a necessidade de tratamento, possivelmente porque não foi infectado por nenhum vírus. No caso alemão, foram aplicadas todas as medidas possíveis. A pesquisadora foi isolada de imediato e, em menos de 48 horas, recebeu uma vacina experimental produzida no Canadá que nunca fora testada em humanos, apesar de ter provado sua eficácia em macacos. No final, ela não desenvolveu a doença, mas ninguém é capaz de dizer se a vacina a protegeu, pois não se sabe se o vírus da agulha de fato entrou em sua corrente sanguínea. Depois de três semanas, o tempo máximo conhecido de incubação do Ebola, ela foi liberada do hospital, mesmo assim permaneceu em licença médica por causa do estresse causado pela situação.

Dr. Luis Martínez-Sobrido lembra que, "quando um vírus infecta alguém, ele no geral o faz em quantidades bem pequenas. Em um laboratório, contudo, trabalha-se com concentrações muito maiores para armazenar e estudar bem a virose.

A CURA É PIOR DO QUE A DOENÇA

Na África, epidemias como o Ebola ou o Marburg podem se agravar por causa dos hospitais. Essas doenças são tão letais que, muitas vezes, matam a pessoa infectada antes que haja tempo para infectar outra pessoa, uma vez que na área rural da África a densidade populacional é muito baixa. Ao se levarem os contaminados para os hospitais nas cidades, há mais possibilidades de contato com outras pessoas, o que torna o contágio mais fácil caso não se tomem medidas rígidas de controle. Outro fator que contribui são as condições sanitárias ruins desses hospitais, nos quais, por exemplo, é uma prática comum reutilizar agulhas porque não são suficientes. Não é incomum casos em que uma pessoa internada com malária (que é uma doença curável) pega Ebola e morre por isso.

Então, o risco de infecção é muito mais alto do que na população normal. Atualmente temos uma compreensão maior dos vírus, de como são transmitidos, das doenças que causam, quais proteções são necessárias, e as restrições e limitações para trabalhar com eles são bem mais rigorosas do que alguns anos atrás. Também é possível eliminar as partes de um vírus conhecidas por aumentar sua toxidade, como ocorre quando as vacinas são produzidas, assim podemos nos sentir mais à vontade para trabalhar com eles".

Marburg, a outra febre hemorrágica grave

A febre de Marburg, causada por um vírus cujos efeitos não são diferentes do Ebola, foi identificada pela primeira vez em 1967. Originou-se na África, mas foi descoberta na Alemanha (na cidade de Marburg e outras) e na antiga Iugoslávia, quando houve um surto que afetou 31 pessoas, sendo que sete delas faleceram. O surto começou justamente entre cientistas de um laboratório que estavam trabalhando com macacos provenientes da Uganda. Alguns dos animais haviam morrido por razões desconhecidas, mas ninguém imaginou que a doença poderia ser transmitida para os seres humanos em contato com os fluidos dos macacos. A infecção começou como uma gripe, mas, em menos de 24 horas, se agravou para diarreia e vômitos com sangue. Assim como acontece com o Ebola, não há tratamento, e vacinas que parecem ser úteis em macacos ainda estão sendo estudadas.

Marburg afeta primatas, mas há a suposição de que os morcegos podem agir como um reservatório, de forma a ocultar os vírus entre um surto e outro. A taxa de mortalidade é bem alta, entre 20% e 100%, mas causou apenas 500 fatalidades desde que foi descoberta. Das 374 pessoas infectadas no surto de 2005 em Angola, 329 morreram (quase 88%). Entre 1998 e 2000, 128 pessoas morreram no Congo, e a maioria delas era de mineiros. Suspeita-se que eles tenham entrado em contato com morcegos doentes que viviam nas minas.

As doenças "esquecidas"

Há uma série de doenças classificadas como esquecidas (veja o quadro). Parece que não estamos atentos à existência delas no Ocidente, apesar do mal que causam em determinados países. Estas doenças "esquecidas" estão longe de ser raras. Algumas são mais comuns do que outras, mas é estimado que, juntas, afetem 1,4 milhão de pessoas pelo mundo. Há duas grandes infecções notáveis, entre elas a doença de Chagas e a dengue, que serão discutidas à parte.

Como prova do pouco interesse por essas doenças, pode-se citar o fato de que 80% dos 2,7 bilhões de dólares investidos na pesquisa de novas curas para problemas de saúde que afetam os países em desenvolvimento são alocados para o estudo de Aids, tuberculose e malária. Os 20% restantes são divididos entre as demais doenças. De 1975 a 2004, apenas 21% do total de 1.556 drogas aprovadas para aplicação em humanos foram usadas para tratar doenças esquecidas. Por volta de 70% das pesquisas para esse grupo de doenças foram pagas por governos (42% pelos EUA). Proporcionalmente, a Irlanda e os Estados Unidos são os países que mais doam (por volta de quatro dólares per capita). Desde 2007, o governo dos Estados Unidos prometeu 470 milhões de dólares para essa iniciativa e o Reino Unido, mais 75 milhões. Fora isso, 21% dos fundos vêm de ONGs, a maior parte da Fundação Bill & Melinda Gates (18%, ou 34 milhões de dólares).

LISTA DE"DOENÇAS ESQUECIDAS" COBERTAS POR PROGRAMAS DA OMS

Doença de Chagas
Dengue
Úlcera de Buruli
Doença do verme-da-guiné (dracunculose)
Fasciolíase
Tripanossomíase africana (doença do sono)
Leishmaniose
Leprose
Filariose linfática (elefantíase)
Zoonoses (transmitidas por animais)
Oncocercose (cegueira dos rios)
Helmintoses (verminose)
Picada de cobra
Tracoma

A Fundação Bill & Melinda Gates tem experiência nessa área. Em 2000 começou com uma doação de 20 milhões de dólares para um programa de erradicação da filariose linfática, que causa a doença conhecida como elefantíase, na qual a pele engrossa e as extremidades ou o escroto podem inchar até proporções enormes. A causa são vermes microscópicos transmitidos por picadas de mosquito. Quando o programa se iniciou, as drogas para o tratamento da elefantíase chegavam a apenas 25 milhões de pessoas, distribuídas em doze países diferentes. Em 2009, estavam disponíveis para 570 milhões de pessoas em 48 países.

O mais trágico é que muitas dessas doenças podem ser prevenidas e tratadas por drogas que custam menos de 50 centavos de dólares por pessoa por ano. Um dos segredos para reduzir o impacto das doenças esquecidas é fazer as empresas farmacêuticas gigantescas doarem 1 milhão de pílulas para pessoas que precisam. Merck, GlaxoSmithKline, Pfizer, Johnson & Johnson e MedPharma se comprometeram a participar de um programa de distribuição gratuita de remédios contra essas doenças. A seguir, falarei de forma sucinta de algumas das mais relevantes.

Doença de Chagas

A doença de Chagas é encontrada nas áreas mais pobres da América Latina. É a doença parasitária mais preocupante da região e a causa principal de problemas cardíacos. Acredita-se que por volta de 18 milhões de pessoas sejam infectadas e haja em torno de 43 mil mortes a cada ano. Em países como a Bolívia, mais de 20% da população pode ter a doença de Chagas, que é a quarta maior causa de mortes no país. É uma doença crônica e assintomática em 60% dos infectados, que pode causar distúrbios cardíacos graves em 30% dos casos. A OMS reativou há pouco tempo um programa contra a doença de Chagas, depois de tê-lo cancelado pouco antes, quando se pensava que a infecção tinha sido vencida.

O médico brasileiro Carlos Chagas descobriu por acaso a doença que recebeu o seu nome um século atrás. Ele estava envolvido na campanha contra a malária no Brasil quando notou que um parasita incomum aparecia em algumas amostras sanguíneas. Era o *Trypanosoma cruzi*. Chagas o batizou em homenagem ao seu mentor, Oswaldo Cruz. A causa da infecção é o barbeiro (nome técnico: *Triatoma infestans*), um inseto que vive nas frestas das casas de madeira ou nos telhados de palha das moradias rurais e pica principalmente à noite. Chagas foi capaz de descrever o microrganismo, o inseto que o transmite e os sintomas da doença, algo raro no estudo de infecções.

Os tratamentos contra a doença de Chagas só são eficazes em crianças com menos de quinze anos e em adultos nos primeiros estágios da doença. Há mais de trinta anos benzonidazol e nifurtimox, que têm inúmeros efeitos colaterais, têm sido usados, e descobriu-se que, apesar de não curarem a doença, previnem complicações cardíacas em adultos. Não foram descobertas ainda alternativas melhores, principalmente pela escassez de pesquisa na área.

A doença de Chagas é encontrada em todo o mundo hoje, sobretudo entre imigrantes de áreas endêmicas. Assim, é importante que os médicos saibam reconhecê-la. No sul da Europa houve um aumento recente do número de infectados vindos de países como a Bolívia, e essas pessoas passam por acompanhamento médico rigoroso para detectar se a doença está progredindo para a fase sintomática. Em algumas culturas ainda se presume que a doença de Chagas é fatal porque apenas os casos sérios e já incuráveis são notados antes da morte. Na Europa, para educar a população e garantir que o maior número possível de pessoas receba o tratamento, entidades como a espanhola Asapecha (Associação dos Amigos das Pessoas com Doença de Chagas) foram formadas para orientar pessoas que sofrem dessa doença e seus familiares.

Dengue

A dengue é a doença transmitida pelo inseto que mais se proliferou no mundo nesse século. Está presente sobretudo nas áreas tropicais e é predominante nas áreas urbanas, porque o *Aedes aegypti*, o mosquito transmissor do vírus causador da doença, prefere viver em cidades onde é mais fácil se reproduzir em poças de água parada. Calcula-se que dezenas de milhões de pessoas são infectadas nos trópicos. Dois quintos da população do mundo estão em áreas de risco. Mais e mais casos são registrados, espalhados principalmente pela migração do campo para a cidade. Alguns estudos estimam que haja entre 50 e 100 milhões de novos casos a cada ano. A OMS identificou pelo menos uma centena de países onde a doença é endêmica. Na Tailândia, por exemplo, 83 em cada 100 pessoas são acometidas pela dengue todos os anos.

No geral, os sintomas são febre com dores severas nos músculos e articulações, a chamada *febre da dengue*, mas a doença não é fatal. Em alguns poucos casos, contudo, se apresenta como uma febre hemorrágica com sangramento significativo que pode levar o paciente a óbito. Ainda não se sabe como esta forma mais séria da doença aparece. Uma das teorias é que ela acontece quando a pessoa é infectada com o vírus pela segunda vez, mas

O PERIGO ADICIONAL DO AQUECIMENTO GLOBAL

Acredita-se que o aquecimento global pode contribuir para o aumento da incidência de várias doenças infecciosas, uma vez que estão expandindo as áreas onde os insetos transmissores podem viver. As primeiras teorias dessa possibilidade datam do final do século XX. Algumas pessoas acreditam que são exageradas, uma vez que a temperatura não é o único fator que influencia o fato de que um mosquito pode viver numa zona geográfica e as doenças transmitidas por ele, em outra. Em alguns casos, por exemplo, um animal que pode atuar como reservatório é necessário. Outros especialistas concordam que esses obstáculos existem, mas acreditam que, como não houve exposição a essas doenças, nas novas áreas em que o vírus está se espalhando a imunidade basal pode ser menor, e o número inicial de mortes pode ser bem alto.

somente quando há um período longo o bastante entre as picadas de mosquito. Se a segunda picada for logo na sequência da primeira, indicativo de que há muitos mosquitos na área, é provável que a pessoa ainda tenha imunidade suficiente para frear o vírus. Caso sejam mais espaçadas, a segunda picada pode ser fatal. Dessa forma, tentar parar a dengue matando os mosquitos pode ter o efeito oposto do desejado. A menos que todos os mosquitos sejam eliminados, as picadas passarão a ter um intervalo maior e o número de casos sérios aumentará.

As vacinas possíveis estão em estudo, mas nenhuma está pronta para o uso. Também não há nenhum tratamento eficaz. Por enquanto, a melhor defesa contra a doença é o controle com telas contra mosquitos e inseticidas. Em 2009, foram publicados os resultados de um estudo conduzido no Amazonas. Nesse estudo, foram usados mosquitos modificados em laboratório para transmitir uma substância tóxica para as larvas. Assim, os próprios mosquitos adultos aplicavam o "inseticida" na sua prole. Os primeiros resultados demonstraram uma queda grande no número de mosquitos na área, a partir dessa nova técnica.

A dengue tinha sido eliminada na América do Sul na metade do século XX, mas, no início do século XXI houve um retorno muito forte, cuja causa não é conhecida. Especula-se que a mudança climática (veja o quadro), a urbanização rápida e a descontinuação do uso de inseticidas tenham alguma influência. Os surtos tendem a aparecer nas temporadas chuvosas, coincidindo também com o famoso Carnaval brasileiro, o que significa que uma grande quantidade de turistas pode pegar a doença. No Rio de Janeiro, houve casos em bairros ricos e até algumas mortes. Um turista vindo da América do Sul ou do Sudeste Asiático que apresenta febre pode ter contraído dengue, contudo essa nunca é a primeira doença que os médicos supõem, o que pode atrasar o diagnóstico, em pacientes de outros países.

A dengue tem se tornado um problema sério na parte mais meridional da América do Sul também, em especial na Argentina e na

Bolívia. Recentemente, houve entre 10 e 30 mil casos na Argentina e, na Bolívia, passam de 114 mil. Em 9 de abril de 2009, as autoridades confirmaram que houve 150 casos de infecções em Buenos Aires. A maior parte deles não foi fatal, apesar de que os primeiros casos apresentando uma febre hemorrágica séria já foram registrados.

As chances de uma epidemia de dengue fora das áreas onde ela é endêmica são baixas, mas não impossíveis. O mosquito tigre asiático (*Aedes albopictus*), que se instalou na Península Ibérica e em outras áreas do sul da Europa nos últimos anos, pertence à mesma família do mosquito transmissor da dengue, mas é menos eficaz. Fatores socioambientais, contudo, indicam que uma epidemia possível na região do Mediterrâneo provavelmente seria pequena e controlável.

Doença mão-pé-boca

Uma doença viral que afeta principalmente crianças pequenas, a doença mão-pé-boca (HFMD, sigla do inglês *hand, foot and mouth disease*), não deve ser confundida com febre aftosa ou doença pé-boca, que é encontrada em animais e causa perdas econômicas significativas para os fazendeiros se não for controlada a tempo. Os sintomas da doença humana são brandos, geralmente úlceras na boca e febre, mas em uma porcentagem pequena dos casos pode afetar o cérebro e causar a morte. As sequelas que a doença deixa também são sérias porque podem atacar os nervos. O contágio ocorre pelo contato com saliva, mucosa e fezes. Até o momento não há tratamento nem vacina prontos para o uso.

Houve surtos grandes, em especial na Ásia. Em 1997, 2.600 casos da doença foram registrados na Malásia, onde 29 pessoas morreram. Em 1998, houve 129 mil casos com 78 mortes. Estima-se que, em 2008, meio milhão de pessoas tenham sido infectadas com o vírus na China e 200 tenham morrido. Um surto incomum foi detectado novamente na China em 2009. A causa dos surtos era o chamado enterovírus 71, um dos vírus que causam essa doença e também um do tipo que mais afeta o cérebro, levando, portanto, a uma infecção fatal.

Pouco se sabe sobre o enterovírus 71, e também não se sabe se ele pode um dia se espalhar pelo mundo. Como o vírus da gripe, tem uma capacidade de mutação considerável. Isso significa que, em teoria, pode haver uma pandemia grande de doença mão-pé-boca se o vírus for capaz de se espalhar rápido. Os especialistas divergem sobre o nível de preocupação que se deve dedicar ao enterovírus 71: alguns acreditam que pode se tornar um problema sério, enquanto outros duvidam que possa progredir além de surtos locais devido à baixa virulência. Todos concordam, contudo, que é necessário manter o monitoramento e estudar os casos confirmados de doença mão-pé-boca para aprender mais sobre o vírus e, dessa forma, ser capaz de prever um surto grave e extenso.

6.
Os coronavírus e as futuras pandemias

Coronavírus: a nova praga?

No início deste século, uma nova família de vírus saltou para a lista dos microrganismos mais perigosos: os coronavírus. Na verdade, os coronavírus são conhecidos desde os anos 1960 por causarem gripes comuns e infectarem também os animais. Foram batizados assim em 1968, quando o microscópio eletrônico mostrou que tinham uma estrutura com uma série de protuberâncias na superfície, o que lembrou os cientistas da coroa do sol (apesar de que também se assemelhava à coroa de reis e rainhas, que é a imagem mais associada a esses vírus hoje). Eles são maiores do que os vírus que normalmente causam infecções (125 nanômetros de diâmetro), e o genoma deles é de RNA e não de DNA (o que acontece, também, com o HIV). Além disso, o genoma é bem maior se comparado a outros vírus, três vezes maior do que um vírus HIV e duas vezes maior do que o vírus influenza. Em parte por esse motivo, esses vírus não são transmitidos com tanta facilidade pelo ar porque, em razão do seu peso, não são capazes de viajar por distâncias grandes. Contudo, podem sobreviver por várias horas em todos os tipos de superfície (com uma média que chega a durar três dias, em alguns casos). Assim, acredita-se que grande parte das infecções ocorre quando uma mucosa (boca, olhos etc.) é tocada depois de ter sido contaminada com um desses objetos, dando acesso para o vírus ao interior do organismo. Este é o motivo de uma das maiores recomendações para evitar infecções pelo coronavírus ser lavar bem as mãos e com muita frequência.

Embora no início fosse uma controvérsia, hoje há evidência de que alguns coronavírus, como o SARS-CoV-2, também podem ser transmitidos pelo ar, já que foi demonstrado que conseguem viajar por até cinco metros em minúsculas gotas, expelidas por uma pessoa infectada ao respirar ou tossir, e ainda permanecer infecciosas. Isso explicaria por que os contágios são mais elevados em lugares mal ventilados, onde os vírus flutuantes podem se acumular ao longo do tempo, e por que as máscaras faciais podem ser eficazes para diminuir o risco. Ainda não está claro qual porcentagem das infecções por coronavírus acontece por contato e qual se dá por via aérea.

Uma característica interessante dos coronavírus é que estão entre os poucos vírus de RNA com um sistema para manter a informação genética intacta. Essa é, ao mesmo tempo, uma boa e uma má notícia. Uma vez que muitos vírus não têm esse mecanismo de correção de erro, eles podem ter mutações com rapidez, o que lhes dá uma vantagem evolucionária (porque, talvez, depois da mutação, alguns vírus podem infectar de forma mais eficaz, sobreviver por mais tempo ou ter outras vantagens). Os coronavírus têm um genoma mais estável que acumula poucas mudanças. Isso significa que eles têm menos mutações (em comparação, por exemplo, com o vírus da gripe ou da Aids), o que torna possível projetar vacinas ou tratamentos melhores. Por outro lado, contudo, significa que antivirais que destroem o vírus por meio da introdução de mutações adicionais (que são bem eficazes para algumas infecções) não funcionam com os coronavírus.

Os coronavírus vêm principalmente de morcegos e certos roedores e podem se reproduzir nesses animais sem, na maioria das vezes, deixá-los doentes. Poucas dezenas de vírus dessa família já são conhecidos, mas apenas sete deles causam doenças em humanos. Quatro deles são causadores de 20% a 30% de todas as gripes, e outros três novos vindos de morcegos causam infecções respiratórias graves (SARS, MERS e Covid-19).

HOTEL DO PÂNICO

A SARS é um exemplo de como um surto de uma doença infecciosa pode se espalhar rápido em questão de dias. Basta uma pessoa no lugar e no momento certos para causar a propagação do vírus para todos os cantos do planeta, instalando, assim, uma pandemia.

Sabe-se que um chinês infectado passou uma noite no Hotel Metropole, em Hong Kong, em 2003. Lá, ele entrou em contato com outros viajantes, que espalharam o vírus para seus países de origem, entre eles Vietnã, Canadá, EUA e Irlanda. E esse não foi o fim do surto. Quando as pessoas doentes foram internadas em hospitais, continuaram infectando outras (por exemplo, um dos hóspedes do hotel infectou 116 pacientes em uma clínica em Hong Kong). Um passageiro em um avião infectou outros 22 no mesmo voo. Um alemão que não esteve no Hotel Metropole foi infectado em um hospital em Cingapura; dessa forma, a doença chegou à Alemanha logo depois.

É possível voltar ainda mais ao traçar a origem da pandemia. Acredita-se que a contaminação por SARS iniciou-se nas áreas rurais e o vírus tenha sido transportado para a cidade de Guangzhou por um fazendeiro que infectou muitas pessoas no hospital onde foi internado. Um dos médicos desse hospital foi a um casamento em Hong Kong, e foi assim que tudo começou.

SARS: os coronavírus entram em cena

A SARS (do inglês *severe acute respiratory syndrome*, síndrome respiratória aguda grave) foi a primeira epidemia causada por vírus do século XXI, e a primeira de três grandes doenças causadas pelo coronavírus. Começou em 2002 no sul da China e infectou mais de 8 mil pessoas ao redor do mundo, com um total aproximado de 800 mortes (uma taxa de mortalidade ente 9% e 10%). Houve casos em 29 países, apesar de a maioria se concentrar na China, em Hong Kong, Taiwan e Cingapura. Além desses, apenas o Canadá teve um surto significativo. A epidemia foi considerada encerrada em meados de 2003, apesar de casos isolados terem surgido desde então.

Desde o início, sua forma rápida de contágio e a agressividade considerável levaram ao temor de que a mortalidade seria muito alta. Por sorte, a epidemia não durou muito e as consequências foram bem menos trágicas do que o previsto nas primeiras estimativas, em grande parte por causa do confinamento decretado na maioria das cidades afetadas. Apesar de não haver garantias de que não veremos outro surto grave ou até mesmo uma pandemia, em 2003 a doença deixou de ser um alerta urgente de saúde.

A SARS é causada por um coronavírus chamado SARS-CoV. Apesar de se saber que vem dos morcegos, o caminho que seguiu para chegar nos humanos ainda não foi determinado. Os sintomas da infecção são similares aos da gripe, com uma febre muito alta. Pode se espalhar quando uma pessoa infectada tosse ou espirra, mas, em especial, ao tocar superfícies contaminadas e depois esfregar as mãos nos olhos ou na boca. Até o momento não há vacina ou cura, mas várias opções estão sendo estudadas. Descobriu-se que a griffithsin, uma proteína extraída de algas, é muito eficaz para proteger os ratos de laboratório da SARS, mas nunca se prosseguiu com estudos em humanos.

Foi o Dr. Yi Guan, um virologista da Universidade de Hong Kong, o primeiro a localizar o SARS-CoV em um mercado chinês de animais na primavera de 2003. Quando o vírus reapareceu no final do mesmo ano, Guan sugeriu matar todas as civetas selvagens vendidas no mercado, uma vez que ele notou que estavam infectadas e, portanto, pensou que poderiam ser a ponte entre os morcegos e os humanos. O governo o ouviu, e é possível que a estratégia tenha sido bem-sucedida, já que o vírus está sob controle desde então, exceto por surtos menores como o de 2004, quando seis cientistas que trabalhavam com SARS-CoV foram infectados em um laboratório. As pesquisas envolvendo o SARS-CoV sofreram cortes drásticos quando a doença deixou de ser um problema de saúde global, sendo esse o motivo de a busca por uma vacina ou um tratamento de sucesso nunca ter sido finalizada.

MERS ou síndrome respiratória do Oriente Médio

Em 2012, uma nova síndrome respiratória grave causada por um coronavírus surgiu, e dessa vez o microrganismo responsável recebeu o nome de MERS-CoV, depois de a doença ser batizada de síndrome respiratória do Oriente Médio (em inglês, *Middle East Respiratory Syndrome*, ou MERS). Como a SARS, pode apresentar uma variedade grande de sintomas, indo de um resfriado até uma doença fatal. Dessa vez, o primeiro surto foi registrado na Arábia Saudita e o contágio veio dos camelos, contudo um morcego foi mais uma vez a origem do vírus.

Exceto por um surto na Coreia do Sul, a MERS permaneceu bem localizada na península árabe e afetou apenas 2.500 pessoas (há poucas centenas de casos todo os anos desde o primeiro surto), sendo este o motivo pelo qual recebeu pouca atenção global. Ainda assim, a mortalidade é bem alta, em torno de 35%, com um total de 886 vítimas. Mais uma vez, não há vacina ou remédio eficaz contra a MERS-CoV, e o tratamento é focado em reduzir a intensidade dos sintomas.

A Covid-19 mudou tudo

O coronavírus ganhou protagonismo de novo no começo de 2020, quando foi anunciado que um surto de uma nova doença respiratória foi detectado na China. Logo foi descoberto que o culpado era outro vírus da família, um muito similar ao SARS. Um surto começou na área de Wuhan, de uma forma semelhante ao que acontecera com o SARS, mas dessa vez não pôde ser contido e acabou causando uma pandemia. A razão principal para isso é que o SARS-CoV-2, o vírus causador da doença que acabou sendo batizada de Covid-19, se espalhou com rapidez, em parte porque os contaminados são contagiosos também durante a fase assintomática. Diferentemente dos seus parentes próximos, o SARS-CoV-2 é mais infeccioso, provavelmente porque os afetados também expelem quantidades grandes de vírus nas gotas de saliva. Contudo, apresentam uma taxa média de mortalidade que é mais baixa em comparação com os outros dois coronavírus mais agressivos: tudo indica que seja em torno de 1%, de acordo com os estudos conduzidos até o momento.

Como outros coronavírus, o SARS-CoV-2 tem uma predileção especial por células pulmonares (sendo esta a razão de apresentar uma sintomatologia respiratória), mas elas não são os únicos alvos dentro do corpo. Como o vírus SARS, o SARS-CoV-2 adere a uma proteína chamada ACE-2 para entrar nas células humanas. A ACE-2 não existe apenas nos pulmões; ela está presente também, mesmo que em menor quantidade, em muitos outros órgãos, como os intestinos, as paredes dos vasos sanguíneos e o cérebro. Em alguns casos, o vírus pode afetar outros tecidos, causando menos danos e permanecendo lá, talvez "adormecido", esperando por uma chance de reaparecer depois. Ainda não há prova conclusiva de que isso aconteça, mas essa teoria não pode ser descartada no momento.

Devido a essa habilidade de atacar tecidos diferentes, a Covid-19 pode apresentar sintomas que variam desde a perda de olfato e paladar (uma das manifestações mais frequentes, que afetam até 30% dos infectados), tontura (talvez devido aos seus efeitos nos nervos e células cerebrais), até trombose (coágulos sanguíneos), uma vez que também danifica as paredes dos vasos sanguíneos. A maioria dos casos de Covid-19 são leves ou nem apresentam sintomas, mas aproximadamente 15% dos casos são severos e podem requerer hospitalização e oxigênio. Apenas 5% dos casos progridem para um estágio crítico com risco de morte, que precisa ser tratado com ventilação mecânica. O que é pouco conhecido até este momento são os efeitos colaterais de longa duração que aqueles que sobrevivem à doença podem sofrer. Essas sequelas podem ser temporárias ou até permanentes. As complicações, em especial em casos graves e críticos, podem incluir a fibrose pulmonar, uma doença séria que compromete a capacidade respiratória. Fadiga persistente não é incomum, mas pode desaparecer em algum momento. Há também indicativos de que alguns sobreviventes podem desenvolver diabetes, já que o vírus destrói as células produtoras de insulina no pâncreas. Em resumo, a totalidade das consequências da Covid-19 só será conhecida depois de anos de observação e estudo.

Ainda não se sabe exatamente o porquê de a Covid-19 ser fatal para alguns pacientes, enquanto outros podem se infectar e não desenvolver nenhum sintoma. É muito provável que haja fatores genéticos específicos determinantes para cada indivíduo, e essa área vem sendo estudada. A resposta imune tem alguma relevância no assunto. De fato, uma reação mais agressiva, em geral nos mais jovens e saudáveis, pode disparar algo chamado "tempestade de citocina", uma resposta extrema que pode danificar os tecidos e causar a morte. Devido a isso, vem-se observando que drogas (como corticoides) que inibem a resposta e reduzem a inflamação associada podem aumentar a chance de sobrevivência nos pacientes mais críticos. Por exemplo, a dexametasona, um corticoide barato e bem conhecido, mostrou uma redução de até 30% na mortalidade. Alguns estudos observaram que a trombose também pode ser fator decisivo na taxa de mortalidade da Covid-19 e, dessa forma, é recomendado o uso de drogas (anticoagulantes, por exemplo) como medida preventiva em alguns pacientes graves. Mas o problema central é que ainda não se sabe ao certo como o SARS-CoV-2 mata, mesmo com todas as necrópsias conduzidas. Está claro que as mortes não se devem apenas aos danos nos pulmões. Pode ser que uma combinação de efeitos esteja envolvida e o fator decisivo varie de um paciente para outro.

Apesar de, a princípio, se pensar que as crianças não se infectavam e os casos mais sérios só eram observados em pessoas mais velhas ou naquelas com patologias preexistentes, sabe-se agora que o risco de infecção é mais ou menos o mesmo para todas as idades (embora possa haver diferenças de acordo com gênero, uma vez que se observa que os homens são mais suscetíveis) e que os pacientes jovens podem morrer também. Ao que tudo indica, entretanto, é verdade que crianças e jovens adultos no geral desenvolvem uma doença menos severa (ou não apresentam sintomas), e isso faz parecer que são menos suscetíveis a pegar a doença. De qualquer forma, acredita-se que crianças e jovens adultos são tão contagiosos quanto os adultos, porque a quantidade de vírus em seus sistemas é semelhante, independentemente da falta de sintomas, o que pode aumentar as chances de eles espalharem o vírus inadvertidamente. Fato interessante é que estudos epidemiológicos e matemáticos concluíram que a Covid-19 no geral é transmitida por "supertransmissores", pessoas que liberam uma carga viral mais alta do que as outras e podem, dessa forma, infectar um número grande de indivíduos ao mesmo tempo. Isso significaria que a maioria das pessoas com Covid-19 não apresentaria um perigo grande para os outros e que apenas um grupo seleto atuaria como "ponto de amplificação" da doença. O problema, é claro, é encontrar uma maneira de identificar esses "supertransmissores" para que possam ser isolados com rapidez. Ainda não há uma indicação clara de que as crianças possam ou não agir como "supertransmissores", o que torna difícil determinar quais precauções específicas precisam ser tomadas nas escolas. Embora os dados iniciais sugerissem que a transmissão viral nesses ambientes fosse baixa, a maioria dos países adotou medidas rígidas (número reduzido de aulas, distanciamento social, redução nas horas de ensino, sistemas híbridos que incluem aulas remotas, salas de aula ao ar livre, "bolhas estáveis" de estudantes que só interagiriam entre si etc.) para quando as escolas reabrissem para o ano letivo de 2020/21.

Também não há certeza de como o vírus chegou aos humanos. Acredita-se que um vírus similar ao SARS-CoV-2 esteja circulando entre morcegos há décadas. Dessa forma, não houve manipulação genética ou nenhuma evidência que levante suspeitas de que esse seja um vírus criado em laboratório, como algumas pessoas sugeriram a princípio (uma hipótese que foi descartada assim que o genoma do vírus foi mapeado, mostrando que não havia nada estranho nele). Não está claro como o vírus fez o salto dos morcegos para os humanos. A teoria original é de que isso tenha acontecido no mercado de animais selvagens de Wuhan, provavelmente porque outro animal serviu de intermediário (o pangolim é uma das suposições, apesar de haver outras opções). Uma hipótese alternativa é de que ele poderia ter escapado de um laboratório relevante de virologia devido à falta de controle apropriado. Apesar de possível, não é muito provável (as medidas de segurança nesses laboratórios são muito rígidas, como já foi explicado), e não há informações confiáveis que sustentem esse cenário. Os animais não parecem exercer papel importante na propagação da doença além de terem sido o ponto de partida do surto. Foi demonstrado que macacos e gatos (mas não cachorros) também podem se infectar pelo SARS-CoV-2, mas até agora não há evidências de que algum desses animais tenha infectado um humano.

De toda forma, é muito provável que o vírus estivesse circulando bem antes do que as pessoas pensam. Os primeiros casos podem ter aparecido em outubro ou novembro de 2019, e parece que havia pessoas infectadas fora da China já nos primeiros meses de 2020, antes de o surto ser anunciado. Ou até mesmo antes disso. O fato de a maioria das pessoas não ter sintomas ou de apresentar uma resposta que pode ser confundida com uma gripe explicaria por que a nova doença pode ter progredido de forma despercebida até alcançar um determinado número de casos. É difícil rastrear a doença de volta para os primeiros casos, mas as pistas estão vindo de estudos de amostras de água de esgoto. Partes do genoma do vírus (partículas que não são vírus "ativos" e, portanto, não podem infectar outras pessoas) podem ser expelidas nas fezes e são detectadas mais tarde nas amostras de esgotos, usando um teste similar ao que detecta o vírus na corrente sanguínea (conhecido como PCR), permitindo, assim, o diagnóstico da infecção. Análises retroativas dessas amostras estão sendo conduzidas e ajudam a mapear a transmissão do vírus. Saber exatamente quem foram as primeiras pessoas afetadas pelo vírus e o caminho que ele seguiu pode nos ajudar a entender onde e como se originou, mas não há garantia de que um dia toda essa informação venha a ser desenterrada.

Como parar o vírus

Como acontece com os outros coronavírus, não há vacina nem tratamento disponível para combater o SARS-CoV-2, e a única opção é tratar os sintomas conforme eles surgem, de forma a dar tempo suficiente para as defesas do organismo derrotarem o vírus sozinhas. Como já foi dito, em algumas situações isso pode envolver a ventilação mecânica, caso os pulmões do paciente fiquem muito infectados e ele não receba oxigênio suficiente na corrente sanguínea, bem como pode ser preciso administrar corticoides para reduzir inflamações e uma resposta imune excessiva ou dar drogas anticoagulantes.

A gravidade da crise levou a uma coordenação de esforço em nível internacional, e atualmente testes com várias drogas que podem atacar o vírus estão sendo realizados. Em março de 2020 a OMS começou um teste clínico chamado Solidariedade, no qual uma centena de países se uniram para estudar os quatro tratamentos que se acredita terem as melhores chances de sucesso em limitar a progressão do vírus depois que a infecção se inicia: remdesivir, lopinavir+ritonavir, lopinavir+ritonavir com interferon beta e hidroxicloroquina. No Reino Unido, a pesquisa Recovery testou lopinavir+ritonavir para reduzir a carga viral, incluindo dexametasona, azitromicina (um antibiótico muito usado), o anti-inflamatório tocilizumabe e plasma hiperimune (obtido do sangue de pacientes com níveis altos de antibióticos contra o vírus). Esse teste foi o primeiro a demonstrar que a dexametasona reduz a mortalidade nos casos mais severos.

Uma das primeiras drogas a ser proposta com eficácia potencial para parar a reprodução do SARS-CoV-2 foi a hidroxicloroquina (ou sua variante, a cloroquina), que normalmente é associada ao tratamento da malária. Alguns testes preliminares sugeriram que ela podia limitar a reprodução do vírus, mas um estudo publicado na revista *The Lancet*, em maio de 2020, descobriu que ela não apenas não tinha efeitos positivos, tanto na duração quanto na gravidade da doença, como também podia aumentar a mortalidade. Algumas semanas depois foi descoberto que o artigo tinha falhas graves (ao que parece, uma companhia envolvida no processamento da informação falsificou a maior parte dos dados), e ele foi retirado. Contudo, no começo de junho, um estudo mais rigoroso, por fim, demonstrou que os derivados da cloroquina não tinham aplicação alguma na cura ou na melhora da Covid-19. Até o momento não há dados para apoiar o uso dessas drogas como tratamento. Ainda assim, apesar da falta de informações positivas confiáveis, a cloroquina vem sendo administrada de forma rotineira em muitos hospitais ao redor do mundo, e até mesmo o presidente dos EUA, Donald Trump, anunciou que estava tomando o remédio como um profilático, porque algumas pessoas acreditavam que poderia ser mais útil para frear o vírus nos primeiros estágios da infecção. Entretanto, isso também foi desmentido em um estudo publicado em junho. Sobretudo, deve ser levado em consideração o fato de que a hidroxicloroquina pode ter efeitos colaterais significativos, que vão de arritmia a problemas hepáticos. Em resumo, não há motivos para prescrevê-la em pacientes com Covid-19.

No final de abril de 2020, a empresa farmacêutica Gilead anunciou que a sua droga remdesivir reduzia a duração da doença, e mais tarde foi demonstrado que ela tem alguns efeitos se tomada nos primeiros dias após a infecção. Remdesivir é um antiviral que foi desenvolvido para tratar o Ebola (mas descobriu-se que não funcionava), e foi demonstrado que afeta os vírus de RNA como aqueles que causam a SARS e a MERS. Seu uso foi autorizado de imediato nos Estados Unidos e no Japão para os pacientes mais graves, mesmo antes de o estudo completo ser publicado e sem qualquer outro estudo independente para verificar os resultados. Mas as descobertas acabaram por ser publicadas, e em junho o remdesivir foi aprovado para uso na Europa como a primeira droga a apresentar impacto direto no SARS-CoV-2, em especial na duração da doença (reduzindo de 15 para 11 dias na média). Ele é bem útil nos casos mais severos. Mesmo assim, deve-se atentar que o remdesivir tem alguns efeitos colaterais sérios, afetando, em especial, a função hepática. Além disso, deve ser administrado de forma intravenosa e é caro, o que significa que não pode ser visto como procedimento-padrão para todos os pacientes de Covid-19. No entanto, é a única medicação cuja a eficácia foi comprovada até o momento, além daqueles medicamentos prescritos para reduzir os sintomas mais sérios. Dados preliminares sugerem que lopinavir+ritonavir também podem entrar nessa categoria, mas é preciso obter mais informações. Além dessas drogas, não há muitas outras opções sendo estudadas. Assim, a principal esperança para parar a pandemia é a vacina.

A corrida pela vacina

Mais de 150 vacinas possíveis foram estudadas ao mesmo tempo em 2020, a quantidade mais alta já registrada para qualquer doença. Muitas já estavam em estágios diferentes de testes clínicos em poucos meses. Na verdade, em maio do mesmo ano, mais de uma dezena de vacinas já estavam nos estágios iniciais, e em junho três delas já haviam progredido para a Fase III dos testes clínicos (com onze na Fase I e oito na Fase II). Entre elas está a vacina produzida pela Universidade de Oxford (ChAdOx1 nCoV-19), que usa outro vírus para transportar partes do SARS-CoV-2 para as células do sistema imunológico. A empresa farmacêutica envolvida no estudo está tão confiante de que essa vacina será um sucesso que começou a produzir as doses no meio de junho com o intuito de começar a distribuição assim que os testes fossem concluídos, provavelmente perto do final de 2020.

A primeira vacina a apresentar resultados positivos foi a desenvolvida pela empresa de biotecnologia Moderna, nos Estados Unidos. Um teste inicial com apenas oito pacientes mostrou que a vacina gerou anticorpos que desaceleraram o vírus quando estudado no laboratório. Outra bem adiantada (Ad5-nCoV), baseada em uma ideia semelhante, foi estudada na China e teve resultados dos primeiros testes bem encorajadores. O governo está tão confiante de que essa vacina vai ser um sucesso que pulou a Fase III dos testes e a aprovou para uso limitado (mais especificamente, para ser distribuída apenas para militares). Isso gerou preocupações sobre a segurança e a ética dessa decisão, uma vez que uma vacina parcialmente testada foi dada a um grupo grande de pessoas sem diretrizes claras de consentimento. Algumas semanas depois, a Rússia anunciou que estava registrando sua vacina antes de completar os testes da Fase III, gerando uma competição entre os países que foi comparada à corrida espacial para chegar à Lua. A maioria dos cientistas, claro, alertou que as vacinas só deveriam chegar à população quando todos os testes de segurança e eficácia fossem concluídos.

Essas vacinas são as mais promissoras no momento. No entanto, tudo ainda depende se alguma delas se mostrará útil, porque várias fases dos estudos ainda precisam ser completadas com um número maior de pacientes. É importante que esforços simultâneos sejam feitos com o máximo possível de candidatas à vacina porque, normalmente, a maioria delas (com uma taxa que chega a 80%) não passa dos testes clínicos finais. Assim, as vacinas que parecem mais promissoras em estudos de laboratório ou nos primeiros estágios com voluntários não são necessariamente as que triunfarão no final. Também é preciso enfatizar que, em vez de usarem proteínas para gerar uma resposta, que é o procedimento usual, as vacinas que passaram pelos primeiros testes usaram material genético de vírus (que, uma vez dentro do corpo, é pego pelas células humanas para produzir a proteína viral e, dessa forma, ativa os anticorpos). Até o momento, nenhuma vacina desse tipo foi administrada em larga escala, e por isso há incerteza de como essas novas vacinas podem funcionar.

Se tudo for muito rápido, as vacinas podem aparecer por volta de 12 a 18 meses depois do início dos primeiros testes laboratoriais (sendo necessário acrescentar o tempo requerido para produzir doses suficientes, uma quantidade que, nesse caso, pode ser enorme). O normal, contudo, é que esse processo demore anos, um mínimo de quatro a cinco e, em muitos casos, pode se arrastar por décadas. Em vista dos esforços que vêm sendo feitos e dos resultados preliminares, estima-se que, talvez, ao final de 2020 ou no começo de 2021 uma vacina candidata a combater o Covid-19 esteja pronta para uso se o processo for agilizado ao máximo. E, é claro, se nenhum imprevisto surgir. Se a vacina que cruzar primeiro a linha de chegada for dos tipos baseados em genes, a fase de produção (a mais longa) pode ser bem mais rápida do que se fosse necessário usar proteínas, mas também demandaria mais esforços para montar fábricas para produzi-la, uma vez que a tecnologia é mais nova. As fases de produção, distribuição e administração podem levar muitos meses para alcançar a meta de imunização necessária até as pessoas atingirem uma imunidade de rebanho mínima (pelo menos 50% a 60% da população mundial). Parece que só então seremos capazes de controlar a Covid-19 e fazê-la deixar de ser uma pandemia. Alguns analistas preveem que isso leve a maior parte de 2021, com um retorno completo à normalidade talvez só em 2022.

Na tentativa de atingir essa meta e, talvez, até acelerar o resultado final, milhões de dólares serão investidos na produção da vacina (só a OMS arrecadou inicialmente 8 milhões para isso e para o teste de medicamentos, e muitos países e fundações estão fazendo a sua parte). Todos os esforços estão sendo feitos para garantir que o processo seja completado o mais rápido possível, e isso pode significar pular alguns testes de segurança e eficácia. O resultado pode ser uma primeira vacina que não dê uma proteção completa mas que, mesmo se funcionar em apenas 60% a 70% das pessoas que a receberem, já seria considerada útil. Outras vacinas que viriam depois podem ser mais eficazes, e a combinação de todas elas pode, talvez, permitir a proteção da maioria da população a longo prazo.

O futuro da pandemia

No momento em que este livro foi escrito, a pandemia de Covid-19 não terminou ainda, e o rumo que pode seguir não estar claro. Um surto inicial se transforma em uma epidemia e, depois, em uma pandemia se as chances de contágio forem muito altas. Isso geralmente acontece quando estamos tratando de um microrganismo desconhecido porque ninguém ainda é imune a ele. Como foi dito, quando um microrganismo entra no corpo pela primeira vez, uma resposta é acionada para neutralizá-lo. Isso inclui a produção de anticorpos, e as células que os produzem se mantêm "treinadas" e podem responder com mais eficácia se esse ou outros vírus similares nos infectarem de novo, prevenindo, assim, que fiquemos doentes. Essa mesma resposta pode ser alcançada com uma vacina, o que nos poupa de sofrer com os sintomas da infecção e dos riscos relacionados. Mas, como foi visto, o processo para obter uma vacina é longo, leva meses e algumas vezes até anos, e não é provável que seja concluído a tempo para parar o primeiro surto de uma nova doença.

Mas, no decorrer da história da humanidade, houve dezenas de pandemias que, por fim, foram controladas. Nada disso é novidade. Sarampo, poliomielite, rubéola e varíola, para dar alguns exemplos, são doenças que também causaram pandemias no seu tempo, mas que agora deixaram de ser um problema graças ao fato de que desenvolvemos uma imunidade de rebanho contra os vírus responsáveis, em grande parte em decorrência de campanhas de vacinação em massa. O mesmo acontecerá com a Covid-19? É muito cedo para dizer, mas tudo sugere que o resultado se repita neste caso também.

O que parece mais provável é que o coronavírus que causa a Covid-19 nunca vá embora por si só. Parece certo que ele prosseguirá entre nós daqui em diante, da mesma forma que ainda temos os vírus do sarampo e da gripe e os outros coronavírus. Enquanto não houver uma vacina, ele prosseguirá infectando as pessoas, mas cada vez mais devagar, porque a população será mais resistente (embora a formação da resistência seja bem gradual, uma vez que apenas 5% a 10% da população mundial desenvolveu anticorpos em meados de 2020). Isso pode eliminar um dos muitos problemas, os hospitais superlotados, muito comum quando há grande quantidade de casos de uma vez só porque, nessas circunstâncias, pacientes graves não conseguem receber o tratamento apropriado e as taxas de mortalidade aumentam. Nos primeiros estágios da pandemia é essencial, então, garantir que os casos se distribuam ao longo do tempo e que um número grande de pessoas não apareça nos pronto-socorros ao mesmo tempo. Como vimos, a medida mais eficaz é o confinamento, que tem funcionado bem para achatar a curva de contágio em países onde foi aplicado com rigor, como no sul da Europa. No Reino Unido, por exemplo, as regras de confinamento não foram tão rígidas e a redução de casos foi muito mais lenta.

Mas, mesmo quando os níveis de contágio caem após a primeira fase da pandemia, é necessário permanecer em alerta porque o vírus ainda circulará por um longo período. Por exemplo, apesar de a maior parte da Europa já ter chegado a níveis baixos de contágio diário por volta de junho de 2020, a pandemia ainda estava em uma crescente em países como Rússia, Índia, Estados Unidos, Brasil e na maior parte das Américas. Com um vírus tão contagioso quanto SARS-CoV-2, isso significa que uma segunda onda (e uma terceira, uma quarta e por aí vai) pode acontecer a qualquer momento, como vimos nas pandemias anteriores.

Assim, nessa fase da pandemia, o perigo se apresenta em um novo formato, surtos praticamente inevitáveis trazidos pelo aumento da mobilidade. Esses surtos já começaram a aparecer no primeiro trimestre nos primeiros países a serem afetados, em especial na Ásia e na Europa, e em alguns desses lugares eles rapidamente se transformaram em uma segunda onda. O caminho mais prudente nessas circunstâncias seria manter restrições para determinadas situações de risco, como viagens de longa distância e eventos com aglomerações, pelo menos por um tempo. Contudo, essas restrições entram em conflito com a necessidade de reativar a vida cotidiana para minimizar o impacto econômico da pandemia, em especial na alta temporada de férias do hemisfério Norte em junho/julho e, assim, pode-se correr riscos de saúde se o objetivo for priorizar a economia.

Um dos cenários mais plausíveis é a possibilidade de uma taxa mais lenta de contágio continuando em ondas sucessivas enquanto esperamos pela vacina, e como resultado o número de pessoas imunes continuará subindo aos poucos. Mas, infelizmente, há um preço a pagar quando se trata de uma doença que é fatal para uma fração da população afetada. De acordo com algumas estimativas, entre 50% e 70% da população mundial poderia ter se infectado se as medidas apropriadas não tivessem sido tomadas com rapidez. Se presumirmos que a taxa de mortalidade do vírus é por volta de 1%, teria causado algo em torno de 40 milhões de mortes se as medidas de confinamento não fossem aplicadas pelo mundo, o que deixaria a Covid-19 próxima de ser uma das maiores pragas já sofridas pela humanidade. Isso ainda pode acontecer se a vacina atrasar e as situações de risco não forem evitadas. O importante, nesses casos, será sempre garantir que o contágio não afete um número tão grande de pessoas antes de a vacina estar pronta.

Quando este livro foi escrito, havia mais de 22 milhões de casos confirmados de Covid-19, com mais de 750 mil mortes causadas pela doença e registradas oficialmente. Contudo, os números reais provavelmente são bem mais altos, uma vez que muitos países não fizeram testes a tempo nem registraram os óbitos com o rigor necessário. Estudos sorológicos (medindo a presença de anticorpos no sangue) conduzidos pelo mundo no primeiro semestre de 2020 estimam que a porcentagem da população que esteve em contato com o vírus seja, pelo menos, dez vezes maior do que os números registrados. Isso significa que 90 a 100 milhões de pessoas teriam tido Covid-19 até junho de 2020. Da mesma forma, a mortalidade excedente (o número de mortes acima da média para aqueles meses) indica que a quantidade de vítimas da doença poderia estar próxima de 1 milhão (o que estaria de acordo com a taxa aproximada de mortalidade de 1% estimada para o vírus). Tendo em vista o fato de que o pico da pandemia não foi alcançado até o fim do primeiro semestre de 2020, esses números podem mais que dobrar até que a pandemia tenha terminado.

O que vem pela frente em relação ao SARS-CoV-2

Por sorte, o SARS-CoV-2 não é capaz de sofrer variações muito rápido: nos primeiros seis meses, apenas vinte mutações foram detectadas, e nenhuma delas tinha um efeito significativo no comportamento do vírus. Isso significa que a imunidade desenvolvida a ele pode durar por meses, anos e (quem sabe?) talvez até para sempre, porque os anticorpos específicos continuarão a reconhecê-lo. Baseado no que acontece com outros coronavírus, o cenário mais plausível é uma proteção que funcionará por um ou dois anos, mas isso ainda precisa ser confirmado. Os artigos científicos publicados sobre o assunto indicam que o organismo produz uma quantidade considerável de anticorpos de qualidade alta, primeiro os de resposta rápida, IgM (imunoglobulina M), e, um pouco depois, os anticorpos mais duráveis chamados IgG (imunoglobulina G). Esse processo pode ser medido com testes sorológicos, que são mais rápidos mas também menos confiáveis do que os testes RT-PCR, que detectam diretamente a presença do vírus e são usados principalmente para diagnósticos (veja o quadro).

PASSAPORTES DE PRIMEIRA CLASSE

Uma das estratégias propostas para manter a pandemia de Covid-19 sob controle é criar uma "passaporte da imunidade", que permitiria identificar as pessoas com anticorpos contra o vírus (que são, portanto, incapazes de se infectar de novo ou a outras pessoas). Isso poderia ser feito com testes sorológicos que mediriam especificamente esses anticorpos. Há testes sorológicos rápidos, mas eles são muito imprecisos e não são produzidos em quantidade suficiente para atender toda a população. Além disso, não está claro se todos que têm anticorpos estariam completamente protegidos contra o vírus ou por quanto tempo essa imunidade duraria. Ademais, essa ideia levanta uma série de problemas éticos: estaríamos definindo um grupo de cidadãos especiais que teriam mais liberdades do que outros. Algo que pode levar a desigualdades e até a comportamentos de risco (pessoas que querem ser infectadas para conseguir o passaporte, por exemplo). Todos esses fatores, além dos problemas de logística, foram suficientes para impedir a implementação dessas regras no mundo, e além disso a OMS mantém uma recomendação contrária a essa proposta.

Contudo, estudos indicaram que a reinfecção é possível em determinados casos, o que significaria que, em alguns pacientes, ter a doença cria uma imunidade incompleta. Isso ainda precisa ser provado porque outros estudos demonstraram que muitas dessas supostas segundas infecções são, na verdade, falso-positivos. Também há estudos conflitantes sobre o número de pessoas infectadas que produzem anticorpos protetivos. Alguns dizem que até 95% dos casos, incluindo os mais leves, apresentam uma resposta imunológica boa, enquanto outros especulam que esse número seria bem mais baixo, em especial naqueles que não demonstram sintomas. E a dimensão da eficácia desses anticorpos também não está clara. Finalmente, também não se sabe qual papel desempenham as células do sistema imunológico que não necessitam de anticorpos para fazer sua função e parecem ser ativadas de forma importante em resposta ao SARS-CoV-2. A questão da imunidade acionada pelo vírus é, então, uma das que levantam mais dúvidas e só será esclarecida depois de meses de estudos.

Como resultado, não se sabe ao certo como a pandemia evoluirá, em especial quando abordamos a incerteza sobre o momento em que uma parte relevante da população terá acesso à vacina. SARS-CoV-2 pode se tornar um vírus cíclico, como a gripe, voltando em estações específicas. Um argumento em favor desse fato é que as altas temperaturas e a umidade reduzem (mas não suprimem) a taxa de infecção, provavelmente porque o vírus não sobrevive tanto tempo no ar ou em superfícies. Isso pode levar a ciclos de verões mais seguros e a um aumento dos riscos de surtos no outono e no inverno, até que a vacina garanta a imunidade necessária.

Assim que uma boa parte da população adquirir imunidade, o SARS-CoV-2 pode se transformar em um vírus que causa um pouco mais de dano do que uma gripe comum. Os anticorpos gerados na primeira infecção (ou pela vacina) podem não parar o vírus por completo, mas o tornarão praticamente inofensivo. Na verdade, há teorias postulando que um outro coronavírus chamado OC43 que, no momento, só causa resfriados, também pode ter disparado uma pandemia grave como a da Covid-19 quando apareceu pela primeira vez. Isso não foi percebido na época porque foi confundido com a pandemia de gripe de 1889-1890, que matou muitas pessoas. O restante se tornou imune ou com uma resistência parcial, e assim o vírus desacelerou e não causou outra pandemia séria mais tarde. Por fim, o SARS-CoV-2 pode se comportar como o vírus que causa SARS e continuar aparecendo, de tempos em tempos, em surtos pequenos mas graves, em áreas onde a imunidade é mais baixa porém sem afetar o restante do mundo. Ainda será preciso esperar alguns meses antes de vermos qual caminho mais provável será seguido pelo SARS-CoV-2.

Lições da Covid-19: como gerenciar uma crise

Não é fácil lidar com uma pandemia em uma sociedade globalizada e hiperconectada onde você pode chegar do outro lado do globo em questão de horas e onde a informação, junto com a informação falsa, é transmitida na velocidade de um clique. Como será apresentado na Segunda Parte, em 2009 vivemos uma simulação dessa situação com a influenza tipo A (H1N1), um vírus novo que também se espalhou como um incêndio descontrolado apesar de, no fim das contas, a pandemia ser controlada com facilidade sem a aplicação de medidas severas. Naquele caso, tivemos uma vacina pronta com rapidez (porque a vacina básica contra a gripe estava disponível), mas não houve necessidade de uma imunização em massa. Contudo, sabia-se que nem sempre seria assim, e de fato a pandemia seguinte foi causada por um vírus contra o qual não se havia feito pesquisa suficiente para uma vacina. Falhamos em aproveitar ao máximo essa década para elaborar um plano de ação global contra pandemias que possa, talvez, ser conduzido por uma entidade única comandada por especialistas e inclua fatores que vão desde a pesquisa mais básica (sobre vacinas potenciais e antivirais para os suspeitos mais prováveis) até as diretrizes de ação para a saúde pública. Essa, com certeza, seria a situação ideal. Sem isso, é preciso deixar o processo decisório nas mãos de cada governo, com todos os perigos envolvidos em ter de improvisar e em não contar com recursos suficientes para enfrentar as demandas em uma situação de crise aguda como a que foi vista no início dessa pandemia.

Quando um vírus novo surge, uma resposta rápida e bem coordenada é necessária até que se saiba a extensão da doença que ele causa. Infelizmente, muitos países fracassaram em dar uma resposta imediata no caso da Covid-19, atrasando desnecessariamente as medidas que mais tarde se mostrariam essenciais para reduzir a velocidade do surto. Além disso, o gerenciamento público da crise causou desorientação, falta de confiança e paranoia. Sempre há pessoas que acreditam que tudo é uma trama de algum país que queria produzir um vírus em um laboratório, e é preciso reafirmar que essa linha de pensamento é uma exceção e que a população deve escutar aqueles que realmente entendem da situação. Assim, é necessário ter uma estratégia de comunicação bem pensada, que, se possível, use apenas algumas poucas fontes confiáveis de informação apoiadas pelas autoridades e pela mídia.

Também precisam ser discutidas quais informações devem ser dadas e de que maneira. A transparência é essencial (a SARS se agravou por causa das tentativas iniciais do governo chinês de ocultá-la, e parece que, até certo ponto, a mesma coisa pode ter acontecido com a Covid-19), mas também é importante a questão de como disponibilizar a informação. Alguns dados, se apresentados ao público de forma sensacionalista pelos veículos de imprensa ávidos por notícias para atrair leitores, não contribuem em nada; pelo contrário, podem, na verdade, se tornar prejudiciais. Um exemplo é o estoque particular descontrolado de máscaras, papel higiênico e outros materiais vistos como essenciais, o que fez com que muitos lugares tivessem uma falta desses itens a ponto de as pessoas que realmente precisavam deles não conseguirem adquiri-los. Outro problema é a sensação de improviso, transmitida por líderes políticos que demonstraram sua falta de uma estratégia clara e articulada para lidar com esse tipo de problema. Isso faz com que o medo e a desconfiança se proliferem.

Por exemplo, o primeiro-ministro do Reino Unido, Boris Johnson, anunciou no começo da pandemia que a política seria deixar as pessoas se infectarem. O motivo era porque, uma vez que a taxa de mortalidade era bem baixa, a maioria das pessoas sobreviveria à doença e permaneceria imune, o que frearia o vírus de imediato. Apesar de a estragégia de alcançar a imunidade de rebanho ter uma certa lógica, não durou muitos dias, pois o crescimento exponencial de casos graves gerou uma ameaça de superlotação dos hospitais em pouco tempo, o que aumentaria muito a taxa de mortalidade. Nos Estados Unidos, o presidente Donald Trump desperdiçou um tempo precioso nas primeiras semanas alegando que tudo estava sob controle e adotando apenas medidas paliativas, alegando que estava priorizando a proteção da economia do país. Isso fez com que os EUA figurassem entre os países recordistas em números de morte na primeira onda. Muitos outros líderes também tiveram uma resposta atrapalhada, e da mesma forma a pandemia logo saiu do controle, por exemplo no sul da Europa, uma das áreas mais afetadas na primeira onda. Por outro lado, alguns países asiáticos, talvez mais bem preparados graças a epidemias graves anteriores como a SARS, foram capazes de achatar a curva da infecção de forma bem mais eficaz, aplicando procedimentos rápidos de detecção e isolamento de pessoas afetadas e seus contatos.

Contudo, os especialistas também não têm certeza de quais medidas são mais importantes, e isso só aumenta a confusão. Por exemplo, o Centro para Controle e Prevenção de Doenças (CDC) nos EUA recomendou não fechar as escolas, enquanto a maioria dos estados norte-americanos decidiu que esta era uma das primeiras medidas que precisavam ser tomadas. Algo similar aconteceu com as máscaras, que não eram recomentadas a princípio (uma vez que ofereciam pouca proteção contra um vírus que não viaja pelo ar), mas, depois, foram consideradas fundamentais se uma parte grande da população as usasse (em especial para evitar o contágio por meio da tosse ou da saliva de pessoas infectadas que ainda não apresentavam sintomas), e essa mudança criou confusão e desconfiança no público. A OMS também vem sendo duramente criticada por não ter atuado com agilidade suficiente no início e por não ter assumido a liderança. Contudo, o poder executivo real da OMS é mínimo, e seu papel como órgão conselheiro é muitas vezes ignorado. As pressões políticas às quais a organização está sujeita (incluindo ameaças da perda do financiamento necessário para a sua sobrevivência, como os Estados Unidos fizeram em certo ponto) também limitam o impacto de suas ações e de sua independência.

Os dados precisarão de análise cuidadosa quando houver a vantagem de um pouco mais de distanciamento para saber quais ações foram as mais apropriadas e quais não funcionaram, a fim de que se possa dar uma resposta melhor no futuro. Mas, mesmo com as informações parciais disponíveis antes do fim da pandemia, parece claro que promover o mais cedo possível o isolamento do local principal da infecção com, inclusive, o fechamento de fronteiras, é o método que mais funciona. Uma ação rápida e rígida impondo quarentenas, confinamentos e o monitoramento das fronteiras é a resposta mais eficaz quando não há vacinas ou drogas. Esse é o motivo de ser tão importante poder contar com a cooperação e o apoio de toda a população, uma vez que todos têm um papel a cumprir para sermos capazes de parar ou ao menos reduzir a velocidade do surto inicial.

Como já foi indicado, a Covid-19 também evidenciou a dificuldade de impor regras que fazem sentido de um ponto de vista científico mas podem causar problemas sociais e econômicos enormes. Essa pandemia demonstrou que o confinamento rigoroso é útil, mas só pode ser mantido por um período curto de tempo. Parar a economia em uma escala global tem consequências sociais importantes demais para se prolongar o confinamento mais do que o necessário. O problema para os políticos é decidir quanto tempo é necessário. Enquanto os conselheiros científicos querem o maior confinamento possível, as forças econômicas clamam por um retorno das atividades o quanto antes. Encontrar um equilíbrio não é fácil.

Por consequência, vem primeiro o que poderia ser chamado de fase de "controle", durante a qual o objetivo principal é a redução de infecções a qualquer custo para prevenir a saturação do sistema de saúde e um número maior de vítimas, o que leva a uma segunda fase de "manutenção", com prioridades diferentes. Nessa segunda fase, o objetivo é progredir para o retorno à normalidade, aplicando normas de segurança mínima (distanciamento social, turnos, desinfecção regular, retorno escalonado para o trabalho, e por aí vai), mesmo com o vírus ainda presente na maioria dos países e sabendo que o perigo de reiniciar a pandemia permanece alto.

O objetivo, então, não é mais tentar evitar o máximo de novas infecções, mas detectar e cortar pela raiz os mais do que prováveis novos surtos assim que surgirem, a fim de que os picos sucessivos de contágio nunca sejam maiores do que os anteriores. Do ponto de vista do controle social da pandemia, é improvável que o contágio de uma doença tão infecciosa quanto a Covid-19 seja reduzido a zero pelo fato de os custos econômicos também serem grandiosos, o que também teria impacto direto em termos de vidas perdidas.

E a próxima pandemia?

Haverá mais pandemias no futuro. Isso é inevitável, porque os vírus estão em evolução constante e sempre podem aparecer em uma versão mais agressiva que acabaria saltando dos animais para os humanos. Se observarmos a história das pandemias de gripe que a humanidade sofreu, parece que há uma grande de tempos em tempos (entre 30 e 70 anos). A última do século XX foi a pandemia de influenza, de 1968, e a primeira do século XXI foi em 2009, também influenza. O problema é que, como a Dra. Ana Fernández-Sesma ressalta, "é impossível prever uma pandemia", tanto quando surgirá quanto qual microrganismo será o causador. O laboratório de Fernández-Sesma faz parte de um dos grupos seletos que estudam a influenza nos Estados Unidos sob coordenação do CDC do país. Quando, por exemplo, uma epidemia de influenza aparece, o CDC coleta amostras com rapidez e, de imediato, as distribui para laboratórios como esse onde Fernández-Sesma trabalha. Lá, eles realizam exames rigorosos para serem capazes de projetar vacinas e tratamentos melhores o mais rápido possível.

"Temos de ter em mente que nos dias de hoje há sistemas melhores de prevenção e detecção do que antes e há, também, uma coordenação excelente entre os centros", diz Fernández-Sesma. "Assim, é possível tentar conter uma infecção logo no início." Por exemplo, em 1968, não havia técnicas moleculares ou de genoma para identificar e rastrear os vírus, e também não existia a internet como meio de enviar de imediato informações para os cientistas ao redor do mundo. "Agora temos, também, tratamentos antivirais e uma porcentagem alta da população está vacinada contra a influenza, o que pode oferecer uma proteção parcial contra quaisquer novas variações que possam causar uma pandemia." O Dr. Adolfo García-Sastre concorda com essa opinião. "Em 1918, não havia vacinas ou antivirais. A vacina é muito útil em adultos e crianças, e os antivirais são bons também em um nível preventivo se usados como tratamento, em especial se administrados quando os primeiros sintomas aparecem."

As piores pandemias foram causadas por vírus que possuem uma capacidade maior de se propagar e também são muito agressivos, como acontece com algumas versões do vírus influenza. Por sorte, essa combinação não é tão comum, mas quando acontece o vírus é bem difícil de conter. Neste século, as gripes aviária e suína foram neutralizadas quando estavam prestes a virar tragédias, justamente porque tinham apenas uma dessas características. O vírus influenza, contudo, está entre aqueles com as melhores chances de, no momento, causar uma pandemia. Ele muda pouco todo ano, mas às vezes essas mutações são maiores. O resultado é que somos mais suscetíveis aos vírus, e é aí que há o risco de uma pandemia. Muitos especialistas acreditam que é apenas uma questão de tempo para que, em uma dessas mudanças, o vírus influenza se transforme em um "supervírus", com todos os "poderes" necessários para causar uma verdadeira catástrofe sanitária. Mas, como aconteceu com o surgimento de doenças sérias causadas pelos coronavírus, o responsável pela próxima pandemia pode ser um agente inesperado, talvez um supervírus que ainda não exista.

De todo modo, estamos mais bem protegidos contra as pandemias do que no século passado, e um desastre de proporções globais seria menos possível. Mas o lado negativo desses ganhos é que o progresso contribui para a propagação dos vírus. A facilidade em viajar de um lado para outro do planeta em questão de horas significa que uma epidemia localizada pode evoluir para afetar o mundo inteiro antes de ser contida. Depois do ataque às Torres Gêmeas em 11 de setembro de 2001, quando todos os voos dos Estados Unidos foram cancelados por alguns dias, observou-se que a influenza daquela temporada demorou mais para se espalhar. Acredita-se que seja devido ao papel central dos aviões na propagação do vírus. Dessa forma, algumas pessoas sugerem que, se for possível parar todo o tráfego aéreo com a rapidez necessária, as infecções serão controladas com uma eficiência bem maior. Durante a pandemia de Covid-19, a maioria dos voos foi cancelada, e acredita-se que isso tenha ajudado a reduzir a dispersão da doença (e, como um bônus, a reduzir a temporada de gripe).

É preciso ter em mente outros fatores quando se fala do impacto de uma pandemia: seus efeitos sociais vão muito além dos problemas imediatos de saúde, como vimos com clareza com a Covid-19.

Esses fatores não devem ser relevados quando se projeta uma resposta. Há mais de uma década, um estudo do governo dos Estados Unidos previu que uma epidemia séria de gripe poderia matar 2 milhões de pessoas em poucos meses, com mais outros 8 milhões hospitalizados. E, de acordo com esse estudo, essa não seria a pior parte. Seria muito alto o risco de revoluções e invasões a hospitais e farmácias para conseguir medicamentos, ataques a lojas se faltar comida e, também, a postos de combustíveis. Se os caminhoneiros ficarem doentes ou se recusarem a trabalhar, o país inteiro ficaria paralisado em pouco tempo. Isso significa que não apenas a proteção e o tratamento da população precisa ser garantido, mas também é preciso manter um mínimo de serviços essenciais. Tipos diferentes de privações levariam a vários problemas sérios que aumentariam a mortalidade. Além disso, se esse medo se estendesse a médicos e profissionais da saúde, os pacientes teriam um atendimento ruim e uma parcela grande não sobreviveria à gripe. Desse modo, o impacto do vírus seria amplificado de forma dramática, e essa parte do problema seria difícil de controlar.

Nesse tema, uma pesquisa conduzida nos Estados Unidos em 2005 revelou que 40% dos profissionais da saúde disseram que ficariam em casa se houvesse uma pandemia. Outra pesquisa publicada em

O VÍRUS QUE VEIO DO CALOR

Acredita-se que uma das variações do vírus influenza, que poderia acabar causando uma pandemia mais grave, tem mais chances de surgir em áreas tropicais do que nas zonas de clima temperado. Nessas últimas, a gripe é sazonal e desaparece quando a temperatura sobe. Nos trópicos, contudo, o vírus está presente o ano todo, o que aumenta a possibilidade de mudanças genéticas. Além disso, países tropicais tendem a estar entre os mais pobres, com poucos recursos para detecção e tratamento rápido dos casos logo que eles surgem. Para complicar ainda mais a questão, os humanos muitas vezes vivem em fazendas de animais. A transmissão de vírus entre porcos, aves e humanos aumentam muito o risco do surgimento de variações que podem torná-los mais agressivos.

2009 era um pouco mais promissora: apenas 17% confessaram que não trabalhariam. Durante a pandemia de Covid-19, contudo, o que aconteceu foi que a maior parte dos profissionais da saúde se esforçou para continuar trabalhando, mesmo sabendo que corria risco de infecção. Isso em parte se deve a uma conscientização generalizada de toda a população, que também foi importante para estabelecer as regulamentações de confinamento restrito em muitos países. O envolvimento social é, assim, uma das armas essenciais contra as pandemias, em especial aquelas causadas por novos agentes, uma vez que, quando ocorrem, a ciência tende a levar meses até poder ajudar.

Onde está o "supervírus"?

Por sorte, as chances de esse "supervírus" aparecer, com as características necessárias para causar uma epidemia realmente séria, são, na verdade, menores do que pode parecer a princípio. Como o Dr. García-Sastre diz, "a natureza seleciona os vírus baseada na habilidade de sua propagação. O vírus que se dispersa mais rápido tem chances melhores de sobreviver. Assim, um vírus que mata com rapidez não chegará muito longe porque sua transmissão não é muito boa."

PREVENDO A PANDEMIA COM O SEU COMPUTADOR

Em novembro de 2008, o Google anunciou que, estudando a frequência das buscas que surgem em seus servidores, poderia determinar o início de uma epidemia de gripe. O *Google Flu Trends* (tendências de gripe do Google) foi apresentado como um serviço que poderia detectar, antes das autoridades sanitárias, o início da temporada de gripe em partes diferentes dos Estados Unidos.

O conceito é simples. Quando as pessoas começam a notar sintomas relacionados à gripe, uma das primeiras coisas que fazem é procurar informação *on-line*. O Google descobriu que, nos cinco anos anteriores, o aumento do número de buscas contendo a palavra "gripe" coincidia com os registros médicos da incidência de infecção nos EUA. Os especialistas da OMS começaram a estudar as aplicações práticas da ferramenta que, logo depois, foi descrita como um "fracasso épico".

É lógico que o que funciona melhor para o vírus é manter a pessoa infectada viva, para que ela possa contaminar o máximo de pessoas possível e o vírus consiga, desse modo, se espalhar com mais eficácia. Mas há algumas exceções para esta regra. Os subtipos H5 e H7 da gripe aviária, por exemplo, são mais tóxicos e são encontrados em aves domesticadas, mas não em espécies selvagens migratórias. Isso se deve ao fato de ser transmitido melhor pelas aves domesticadas, porque vivem muito próximas. Nesse caso, o vírus não é neutralizado se os pássaros morrem com rapidez, já que pode se mover com facilidade por causa da proximidade de, por exemplo, galinhas em um galinheiro. "O fato de que nós humanos não estamos em um contato tão direto uns com os outros, como aves em uma fazenda, nos faz pensar que, se uma variante muito virulenta surge, ela não seria transmitida de forma tão eficaz", prevê o Dr. García-Sastre. "É por isso que as chances de uma epidemia viral tão agressiva e transmitida com tanta facilidade normalmente não são muito altas."

Quais seriam as condições ideais para a aparição de um "supervírus"? Vamos imaginar que o vírus da gripe aviária H5N1 e o da gripe suína H1N1 façam uma troca de informações genéticas. O vírus resultante pode ser tão agressivo quanto o primeiro, e com uma transmissão tão rápida quanto o segundo. Teríamos, assim, uma dificuldade grande para lutar contra esse organismo. O H5N1 foi detectado em mais de sessenta países pelo mundo, enquanto o H1N1 seguiu um caminho similar e também é encontrado na Ásia, onde o H5N1 é mais comum. Quanto mais esses dois vírus se espalham, maiores as chances de, um dia, se encontrarem no mesmo animal. Eles também podem trocar informações com algum vírus que seja mais resistente às drogas usuais, o que dotaria esse "supervírus" com um terceiro "poder" teórico. É evidente que a base não precisa ser o vírus da influenza. Um coronavírus ou mesmo um de uma família que não seja conhecida nem considerado como um tipo "menor" pode dar um jeito de sofrer mutações suficientes para causar problemas sérios.

SAÚDE E ECONOMIA: UMA HISTÓRIA INEVITÁVEL

É fácil criticar as indústrias farmacêuticas por quererem ganhar dinheiro com uma necessidade tão básica como medicamentos, mas também é verdade que elas são parte essencial do sistema de saúde em escala global.

Por exemplo, antes da pandemia de influenza de 2009, a Novartis planejava fechar algumas fábricas que produziam vacinas porque não eram lucrativas. A enorme demanda governamental repentina significou que a vacina era, mais uma vez, um bom negócio. Também permitiu que as empresas investissem recursos para criar mais unidades e na pesquisa de formas de melhorar o produto. A proteção pôde, assim, se estender para a maior parte da população.

O fato de alguém estar lucrando significa que podemos ter certeza de que terá os suprimentos necessários se houver uma crise. Assim, o interesse econômico acaba melhorando o sistema de saúde. Um exemplo é a corrida para encontrar a vacina para a Covid-19, na qual várias indústrias farmacêuticas estão fazendo esforços imensos e investindo somas enormes de dinheiro. Graças ao interesse em monopolizar os lucros fabulosos gerados por uma vacina que terá uma demanda de milhares de milhões de doses com muita rapidez, o resultado mais provável é que mais de um candidato cruze a linha de chegada.

Como podemos prevenir uma pandemia?

Há alguma forma de parar uma pandemia quando já está em andamento? Ou ela pode ser prevista antes de se espalhar por todo o planeta? Possivelmente a melhor arma que temos contra uma infecção é uma vacina, mas isso tampouco é verdade quando nos deparamos com um vírus novo que, no geral, demora meses ou até anos para que seja possível produzir uma vacina eficaz contra ele. Se a próxima pandemia for uma variação de uma que já conhecemos, como o vírus da influenza, é quase certo que teremos uma defesa contra ele pronta mais rapidamente.

Em 2004, antes de a SARS e a gripe aviária ativarem os planos contra uma possível pandemia, a produção sazonal de vacina da gripe era em torno de 300 milhões de doses por ano. Até o momento, essa quantidade mais do que dobrou. Acredita-se que, se os esforços forem coordenados, podemos chegar a produzir em um ano até 2 ou 3 bilhões de doses de vacinas específicas, mas isso só daria imunidade de grupo para menos da metade da população do mundo. E quase não há dúvidas de que essa produção só seria realizada ao parar a produção de outras vacinas, por exemplo as que estão sendo desenvolvidas contra a gripe sazonal, o que teria consequências negativas e causaria um número maior de mortes. Assim, precisamos pensar com cuidado sobre como distribuir os recursos e, ao fazê-lo, ter em mente de que o fato de que os vírus que causam pandemias são diferentes daqueles que circulam normalmente, o que significa que a a maioria da população não teria imunidade prévia, como vimos com SARS-CoV-2. Pode acontecer que duas doses da vacina tenham que ser administradas para garantir que as defesas imunológicas sejam ativadas, e isso implicaria dividir por dois o número de pessoas que poderiam recebê-la em um dado momento.

O grupo liderado pelo Dr. Iain Stephenson, da Universidade de Leicester, Inglaterra, tem alertado para o fato de que são necessários pelo menos seis meses para a produção das doses necessárias de vacinas para confrontar uma pandemia. O estudo do dr. Stephenson estima que, nesse tempo, a primeira onda de infecções teria se esgotado sozinha, deixando, contudo, um número grande de mortos se o vírus for agressivo. Dessa forma, a vacina, por mais que tenha um potencial grande para prevenir que a influenza continue se espalhando, não é muito útil como primeira linha de defesa.

De fato, a pandemia de influenza de 2009 também demonstrou que, mesmo que uma vacina possa ser desenvolvida com rapidez, não é possível obter doses para todas as pessoas que precisam dela em um tempo razoavelmente curto. Algumas estimativas sugerem que apenas 20% a 30% da população mundial poderia ser vacinada nos primeiros meses em que se tem uma vacina – saberemos mais sobre isso quando a vacina contra a Covid-19 for produzida e a vacinação começar, o que envolverá diferenças grandes entre países ricos e pobres em termos de distribuição da vacina. Os Estados Unidos, por exemplo, são o país que solicitou a maior parte das doses contra a pandemia de influenza de 2009. Junto com o de alguns outros países ricos, seus pedidos monopolizaram a produção do mundo todo por seis meses. O medo era que, se os Estados Unidos começassem a distribuir a vacina de forma indiscriminada, muitos outros países ficariam sem. Por sorte, a pandemia foi neutralizada antes de chegar a esse cenário, mas poderemos enfrentá-lo agora, com a Covid-19, já que os EUA anunciaram que estão dispostos a pagar qualquer preço que for necessário para obter as primeiras doses e outros países que possuem indústrias farmacêuticas capazes de produzir a vacina dentro dos seus territórios provavelmente exigirão um lugar no começo da fila (veja o quadro da pg. 160). Essa distribuição de doses, definida mais por critérios econômicos do que pela necessidade real de saúde, pode ter um impacto grandioso no total de mortes e na velocidade para colocar a pandemia sob controle.

A outra arma poderosa que temos para conter as epidemias são as drogas. Como já foi dito, o problema é que as medicações que temos não são completamente eficazes ou variadas, e a probabilidade de ter uma que funcione contra um vírus novo não é muito alta. De novo, os especialistas não têm um consenso sobre se os antivirais devem ser administrados com medida preventiva para aqueles que estiveram em contato com pessoas infectadas mas ainda não ficaram doentes, ou se deveriam ser reservados apenas àqueles que apresentam sintomas. O abuso de antivirais pode aumentar as chances de surgirem vírus resistentes a eles e, além disso, provocaria, talvez, uma redução desnecessária nos estoques de drogas. Na pandemia da Covid-19, vimos que a cloroquina e os antirretrovirais (como os usados para a Aids) foram administrados em pacientes graves sem que os testes prévios necessários fossem conduzidos para determinar se tinham algum efeito contra o SARS-CoV-2. Uma emergência médica forçou uma quebra do protocolo científico com consequências éticas graves.

COMEÇANDO PELA BASE

Como conseguir as doses da vacina em uma pandemia se a princípio não há o suficiente para todos? Alguns países que produzem vacinas dentro das suas fronteiras se aproveitarão ao máximo disso. Durante a crise de influenza de 2009, os Países Baixos fizeram um acordo com a empresa Solvay, com a qual garantiram os primeiros 17 milhões de doses produzidas. Mas muitos países ainda não têm essas fábricas no seu território, o que os deixa em desvantagem quando surge uma pandemia. Em 2009, o governo dos Estados Unidos investiu 1 bilhão de dólares para aumentar a produção das vacinas tradicionais e mais 100 milhões que foram para uma empresa que produz a FluMist, um tipo novo de vacina contra a influenza. No começo do século havia produtores de vacina em apenas nove países. Eles podiam cobrir a demanda por vacinas contra a gripe sazonal, mas não contra uma pandemia de influenza. Assim, fábricas novas foram imediatamente construídas (no Brasil, em Taiwan, na Coreia do Sul, no México e em outros lugares). Apesar desses esforços, não há recursos suficientes para produzir muitas doses da vacina em um tempo muito curto, tampouco para garantir uma distribuição justa.

As recomendações dos especialistas sobre os preparativos contra uma pandemia incluem aconselhar os governos a acumular doses suficientes dos antivirais mais comuns para tratar as primeiras pessoas que são infectadas e, desse modo, interromper de forma eficaz a transmissão. É calculado que os países ocidentais têm um estoque de algo entre 220 e 250 milhões de doses de Tamiflu para o tratamento da influenza. Os Estados Unidos têm um total de 50 milhões, e a OMS tem apenas 5 milhões. Se lembrarmos que a pandemia de 1918 infectou 800 milhões de pessoas, é evidente que esses estoques são insuficientes e a maioria dos infectados em uma potencial pandemia de gripe ficaria sem tratamento. Algumas pessoas recomendam que os estoques deveriam incluir uma porcentagem de doses de outro antiviral, diferente do Tamiflu, de forma que os dois tipos possam ser dados para partes diferentes da população para evitar o aparecimento de vírus resistentes a uma droga e, caso isso venha a acontecer, para ter um tratamento alternativo disponível. O obstáculo ainda é o fato de que os antivirais são caros para produzir, o que significa que estão fora do alcance da maior parte dos países em desenvolvimento.

Também pode ser importante usar antibióticos para evitar infecções secundárias, que, como foi dito, podem causar uma parte significativa das mortes relacionadas a infecções virais. Isso aconteceu com a pandemia de influenza em 1918, sendo o motivo de parte dos tratamentos de primeira linha para Covid-19 incluir um antibiótico, a azitromicina, apenas por segurança. E nesse caso, também, vimos que drogas simples usadas amplamente (como anti-inflamatórios ou remédios para prevenção de coágulos) podem reduzir de forma significativa a mortalidade nos casos mais severos.

Além da vacina e do tratamento, há outras estratégias possíveis para frear uma pandemia, e elas dependem da organização e da resposta dos governantes, como já foi enfatizado. Uma das mais eficazes, como visto durante a pandemia de Covid-19, é o isolamento social rápido dos infectados (com o acompanhamento das pessoas que tiveram contato com os infectados) e, ao mesmo tempo, a restrição de aglomerações de pessoas. Quando se suspeita de um surto de uma doença infecciosa, é importante agir rápido para banir eventos públicos com aglomerações, fechar escolas e locais de lazer e limitar outras situações correlatas. De acordo com os modelos matemáticos usados para prever o sucesso de tais medidas, elas só são de fato úteis se tomadas nas duas primeiras semanas após a aparição dos casos iniciais. Depois disso, o vírus já se espalhou demais para ser possível freá-lo nos primeiros contágios, e a curva representando o número de infectados cresce exponencialmente, junto com o risco de uma epidemia ou uma pandemia ser declarada.

Outro elemento-chave para controlar uma pandemia são os diagnósticos precoces: quanto mais cedo os casos puderem ser identificados, mais eficazes serão as medidas de isolamento e prevenção à propagação da doença. O Dr. Christian Drosten, do Instituto de Virologia na Universidade de Bonn, na Alemanha, projetou o primeiro teste para diagnosticar SARS em 2003. Em abril de 2009, Dr. Drosten dedicou seu tempo a encontrar um diagnóstico mais eficaz para a pandemia de influenza que começou no México. Sua pesquisa baseava-se em detectar uma área do DNA do vírus que fosse única e diferente de todos os outros vírus influenza. Em menos de quatro dias, a equipe de cientistas localizou a parte específica que precisava identificar e refinou as técnicas. Depois disso, os testes básicos começaram a ser distribuídos gratuitamente em hospitais em todo o mundo. Isso é um exemplo da velocidade com que os novos sistemas de detecção precisam ser implementados. Vimos isso, também, com a Covid-19. Em poucas semanas, um teste para diagnosticar a presença do vírus no sangue, usando a técnica conhecida como RT-PCR, foi projetado para determinar quem tinha anticorpos contra o agente infeccioso. Devido às diferenças entre os vírus, um sistema especial de diagnóstico tem de ser projetado para cada pandemia, sendo este o motivo de a ação imediata ser importante quando um novo surto é detectado.

No planejamento da saúde mundial, é preciso ter em mente que não se deve correr nenhum risco. A OMS e os governos têm a obrigação de estar prontos para o pior cenário possível, mesmo que pareça improvável. Especialistas, portanto, precisam discutir qual seria a melhor resposta desde o início de uma pandemia e manter suas decisões atualizadas de acordo com os dados disponíveis a cada etapa do processo, algo que mudará a cada semana. Com frequência é difícil para os cidadãos e até mesmo para os profissionais da saúde levar em conta todos os fatores envolvidos no processo, uma vez que isso demanda um nível alto de conhecimento sobre o comportamento teórico de uma pandemia.

As consequências de não estarmos prontos para confrontar uma pandemia séria são relevantes demais, por isso todos os esforços deveriam ser reunidos. Desse ponto de vista, estocar antivirais é uma estratégia que muitos especialistas da comunidade de saúde concordam ser correta. Obviamente isso leva ao enriquecimento dos fabricantes desses produtos, mas também temos de ter consciência de que, sem a contribuição deles, não seríamos capazes de confrontar um vírus agressivo que pode surgir um dia. O envolvimento das indústrias farmacêuticas no controle das pandemias é tão inevitável quanto essencial. Estar pronto para o pior cenário, mesmo que ele nunca aconteça, sempre será melhor do ponto de vista da saúde pública do que não ser cauteloso o suficiente e ser pego de surpresa por uma crise de saúde para a qual não temos o preparo apropriado.

SEGUNDA PARTE

Grandes epidemias modernas

7.
Gripe

A gripe é uma doença bem comum. Milhares de pessoas sofrem com ela todos os anos, mas a maioria se recupera sem problemas. É uma infecção causada pelo vírus influenza e apresenta sintomas que incluem febre alta, calafrios, dores no corpo, dor de cabeça, tosse e, às vezes, náusea e vômito. Frequentemente o vírus é confundido e colocado como responsável por outras doenças. O resfriado comum ou a gastroenterite, por exemplo, têm sintomas muito similares, apesar de serem mais leves. Nesses casos, os microrganismos envolvidos são diferentes. É provável que muitas pessoas que acham que estão com gripe, tenham, na verdade, uma dessas outras infecções.

Se a gripe não é muito mais grave do que um resfriado forte, por que os especialistas se preocupam tanto com ela? O motivo é que uma determinada porcentagem dos infectados pode ter complicações muito sérias, que podem causar até morte. Uma vez que este é um vírus que se espalha para uma quantidade grande de pessoas, os números logo se tornam preocupantes. Nos Estados Unidos, por exemplo, entre 5% e 20% da população pega gripe todos os anos. Aproximadamente 200 mil pessoas são hospitalizadas, e a taxa de mortalidade é estimada em

36 mil. No Reino Unido, a mortalidade oscilou entre 10 e 30 mil pessoas por ano nos últimos cinco anos. A taxa anual de mortalidade no mundo é entre 250 e 500 mil, sendo 90% desses com mais de 65 anos, o que o torna um dos dois grupos etários com o maior risco de complicações sérias causadas pelo vírus. O outro grupo é o das crianças pequenas. O que esses dois conjuntos têm em comum é um sistema imunológico menos potente, o que os deixa muito vulneráveis.

Uma vez que são infectadas pelo vírus influenza, as pessoas desenvolvem anticorpos capazes de bloqueá-lo, possivelmente por toda a vida. O que significaria que teríamos a doença somente uma vez, como acontece com o sarampo, exceto por um detalhe: a cada ano a influenza é causada por um vírus que é um pouco diferente daquele da temporada anterior, ou seja, isso já é suficiente para que ele não seja reconhecido pelas nossas defesas. Este é o motivo de ainda nos sentirmos vulneráveis a essa doença e de ser tão difícil encontrar vacinas e tratamentos que possam ser usados contra todas as variantes que ainda aparecerão.

PROTEGIDO PARA SEMPRE?

Testes recentes com o sangue de pessoas que sobreviveram à pandemia de influenza de 1918 demonstraram que, 90 anos depois de serem infectadas pelo vírus, elas ainda têm defesas contra ele. As células produtoras de anticorpos extraídas do sangue daqueles indivíduos protegeram os ratos que foram expostos em laboratório ao vírus de 1918.

Os especialistas estão sempre falando sobre o risco iminente de uma pandemia de influenza, e vinham alertando sobre essa possibilidade sem que as pessoas prestassem muita atenção até que, por fim, no segundo trimestre de 2009, a primeira epidemia deste século se iniciou e, de fato, foi causada por um vírus influenza. Foi realmente tão séria como as pessoas previam? Existe alguma forma de prever essas pandemias? Ou de interrompê-las assim que se iniciam? Um vírus influenza poderia eliminar a raça humana, como esteve próximo de fazer em outras épocas, ou é um perigo do passado? Estas e outras perguntas similares foram levantadas em 2009 e ressurgiram dez anos depois, com a segunda pandemia do século: a Covid-19. Assim, tentarei apresentar algumas respostas.

O vírus de mil faces

Há três tipos de vírus influenza: A, B e C. O mais comum é o A, que pode infectar espécies diferentes, entre elas o homem. Na verdade, o tipo A é o mais agressivo dos três. O tipo B é limitado quase que exclusivamente aos humanos, e não é muito comum, e o tipo C, ainda mais incomum.

Os vírus tipo A têm onze genes que produzem as proteínas das quais o vírus precisa para se dividir e infectar. Estes genes também são classificados em vários "subtipos", a depender da variação de duas de suas proteínas: a hemaglutinina (simbolizada com a letra H) e a neuraminidase (ou N). Há dezesseis versões de hemaglutinina (numeradas de 1 a 16) e nove tipos de neuraminidase (de 1 a 9). Na temporada 2007-2008, por exemplo, o vírus do subtipo H3N2 estava circulando, e, em 2009, a gripe sazonal era a H1N1, como aquela que causou a pandemia daquele ano e também a de 1918. Assim, mesmo se tiverem os mesmos Hs e Ns, os vírus podem ser mais ou menos potentes. Acredita-se que, no geral, aqueles com H5 ou H7 são os mais virulentos de todos. Há também variantes chamadas de *cepas* dentro de cada subtipo.

CARTÕES DE IDENTIFICAÇÃO

Estas são as classificações de alguns dos vírus influenza mais conhecidos, todos do tipo A:

Gripe espanhola (1918): H1N1.

Gripe asiática (1957): H2N2.

Gripe de Hong Kong (1968): H3N2.

Gripe aviária (1997-): H5N1.

Gripe suína (2009): H1N1.

Os nomes oficiais dos vírus influenza normalmente são atribuídos da seguinte forma:

Tipo/região onde foi descoberto/cepa/ano do descobrimento (subtipo):

Se um vírus é chamado de A/URSS/90/77 (H1N1), isso significa que causou uma epidemia na União Soviética em 1977, que é do tipo A, cepa 90 e do subtipo H1N1.

Como o vírus influenza continua mudando a cada ano e assumindo todas essas formas? Uma das razões é a sua habilidade tremenda de traficar informações genéticas. Como uma criança trocando figurinhas no pátio da escola, um vírus influenza pode pegar um pedaço de DNA de outro vírus da mesma família e dar algo seu em troca. A coleção genética com que ambos ficam depois desses "acordos" pode ser tão diferente das originais que os vírus resultantes podem ser considerados praticamente novos, pelo menos do ponto de vista do nosso sistema imunológico.

Este "pátio da escola" onde os vírus se encontram para fazer suas trocas precisa de uma definição mais clara. Uma opção somos nós ou o corpo humano. Se dois vírus influenza diferentes infectam a mesma pessoa ao mesmo tempo, eles podem trocar informações genéticas, embora isso aconteça com uma frequência maior em outras espécies. Certos animais atuam como *reservatórios* ou lugares onde os vírus se acumulam para viver por um certo tempo. No caso da influenza, os principais reservatórios são os pássaros, mas os porcos também podem assumir esse papel. Isso ocorre porque a maior parte dos vírus influenza de humanos não causa problemas graves de saúde aos animais que infecta e pode, dessa forma, permanecer neles por um longo período sem deixá-los doentes, aumentando, assim, as possibilidades de dois ou mais vírus acabarem se encontrando.

Os reservatórios animais também são a razão pela qual os vírus influenza nunca são eliminados por completo, mesmo quando não infectam humanos por meses, causando a impressão de que desapareceram da face da Terra. Aves e porcos atuariam como um tipo de "despensa" em que os vírus sobrevivem enquanto esperam o momento certo para saltar para os humanos de novo. A pior pandemia de influenza da história se deve a viroses vindas de aves (como pode ter acontecido em 1918), mas a possibilidade de que algumas delas tenham se refugiado em porcos antes de voltar para os pássaros e, só então, saltado para os seres humanos, também não foi descartada. Este pode ter sido o caso nos anos de 1957 e 1968.

O resfriado assassino

A influenza é transmitida de um indivíduo para outro porque o vírus viaja em gotas de saliva. Além do contágio direto, se estamos perto de uma pessoa infectada que tosse ou espirra, também podemos nos infectar tocando o nariz, a boca ou os olhos depois de apertar as mãos de alguém, ou de entrar em contato com uma superfície contaminada, uma vez que o vírus pode viver fora do corpo por 24 horas. Depois de um período de incubação, que dura vários dias ou até uma semana, a doença de fato se manifestará. Deveríamos nos lembrar que uma pessoa normalmente só é contagiosa enquanto os sintomas da doença estão presentes.

Ainda não se sabe por que a gripe pode acabar sendo fatal em uma porcentagem pequena dos casos. Uma teoria é que o vírus paralisa as defesas do corpo, encorajando, assim, a aparição de outras infecções simultâneas, como a pneumonia, causada por uma bactéria que, em condições normais, quase certamente não causaria qualquer problema. Assim, na verdade, seria a bactéria que, por fim, mataria o paciente. É provável que a influenza seja a responsável por quase um terço das mortes por pneumonia em crianças com menos de dois anos na África. Se essa teoria for confirmada, as estatísticas do número total de mortes por influenza aumentariam, uma vez que a pneumonia é a doença que causa mais mortes em crianças, chegando até a 2 milhões por ano.

A morte também pode ser o resultado do efeito oposto nas nossas defesas, mais especificamente do que é chamado de *tempestade de citocina*, uma reação descontrolada do sistema imunológico que pode atacar os pulmões de forma irreversível. Citocinas são substâncias químicas liberadas pelo corpo para "despertar" as defesas quando um invasor aparece. Se produzidas em excesso, podem acionar uma reação inflamatória indesejada com o acúmulo de células e fluidos nos lugares errados, o que pode impedir os órgãos de funcionar e, em casos extremos, levar à morte. Alguns vírus influenza (como o H5N1, da gripe aviária e da gripe de 1918) têm uma capacidade maior de acionar essa reação, sendo este o motivo de afetarem principalmente jovens com sistema imunológico intacto, diferentemente de outros tipos de vírus da gripe, os quais, como já foi dito, afetam de forma mais grave as pessoas cujas defesas não são muito ativas. Acredita-se que, em alguns casos, a Covid-19 acionaria essa reação e, nestes pacientes, haveria chances maiores de ocorrerem consequências graves.

Por fim, sabe-se que uma alimentação deficiente pode contribuir para agravar as reações ao vírus da gripe. Estudos usando animais de laboratório demonstraram que, se a ingestão de calorias é cortada em pelo menos 40%, eles ficam mais propensos a morrer quando são infectados pelo vírus. E aqueles que sobreviverem levam mais tempo para se recuperar. Mais uma vez, a razão para isso é o enfraquecimento do sistema imunológico, por isso é importante que o corpo esteja o mais saudável possível no início de uma temporada de gripe.

Um mal do inverno

É sabido que a gripe aparece de forma cíclica, logo, o risco de pegá-la não é o mesmo o ano todo. Esses surtos são vistos no mundo todo, seguindo um padrão chamado *sazonal*, iniciando-se pontualmente no inverno e terminando por volta da primavera. Esse ritmo é conhecido desde a Grécia antiga, e graças a isso podemos produzir vacinas e desenvolver outras estratégias para reduzir o impacto.

O que faz a gripe seguir esse padrão? De acordo com vários estudos, o vírus é mais estável e, dessa forma, mais infeccioso quando as temperaturas e a umidade do ar estão baixas. Outro fator que contribui pode ser o fato de, no inverno, as pessoas tenderem a passar mais tempo em lugares fechados do que em espaços abertos, facilitando, assim, o contato e a transmissão. Um declínio teórico na eficiência do nosso sistema imunológico devido ao tempo mais frio e à falta de melatonina e vitamina D que obtemos do sol também pode ter influência, mas nenhuma dessas teorias explica por que também temos casos de gripe em climas tropicais, e, por isso, certamente há outros fatores ainda desconhecidos.

Ainda assim, o maior perigo para os humanos não vem dos surtos de gripe de inverno. Algumas vezes, de forma totalmente imprevisível, há uma pandemia global causada por um novo vírus contra o qual ainda não temos imunidade. Essas pandemias não seguem o mesmo padrão. Por exemplo, a primeira da onda gripe de 1918, na Dinamarca, aconteceu no auge do verão. Essas pandemias geralmente são causadas por formas mais agressivas do vírus que são transmitidas mais rápido e ocasionam um número alto de mortes. Mesmo que o número de causalidades no início de uma gripe sazonal anual não seja, de forma alguma, desprezível, não pode ser comparado com a devastação eventualmente causada por uma dessas pandemias quando as condições são favoráveis ao vírus.

SURTOS AGRESSIVOS

Apenas em casos muito específicos de gripes sazonais ocorrem surtos muito agressivos, que tendem a ser mais parecidos com os das pandemias de influenza. Por exemplo, em julho de 2002, 70% dos 2.160 habitantes da cidade Sahafata, em Madagascar, pegaram a gripe sazonal, e 27 pessoas morreram. Uma série de problemas sociais e sanitários em conjunto com uma gripe de inverno específica contribuiu para o número alto de casos.

Um tratamento útil

Os humanos estão à mercê da gripe há muitos séculos. Não podemos fazer muito mais do que tratar os sintomas e esperar até que a doença siga seu curso. Há pouco tempo, descobrimos uma série de drogas que atacam o vírus com sucesso suficiente para reduzir de forma considerável as complicações da infecção. Esses antivirais matam os vírus ao bloquear especificamente as proteínas, que são essenciais para a sobrevivência deles.

O tratamento principal contra a gripe nos dias de hoje é o oseltamivir, mais conhecido por seu nome comercial, Tamiflu, que inibe a atividade da neuraminidase do vírus. Anis-estrelado, um componente natural que não é tão fácil de ser encontrado, é necessário para fabricar o Tamiflu, por isso não é possível conseguir a quantidade de que precisamos. Contudo, uma forma sintética pode ser usada para resolver esse problema, acelerar o processo de produção e torná-lo mais eficiente.

Zanamivir, vendido com o nome comercial Relenza, outra droga do mesmo grupo, é menos eficaz, mas também apresenta menos efeitos colaterais. Enquanto o Tamiflu é uma pílula, Relenza é administrado via *spray* nasal. Por mais estranho que possa parecer, estas duas drogas bem importantes não existiam até o final do século XX. Foram divulgadas no final de 1998 e começaram a ser usadas na Europa em 1999.

Como era de esperar, surgiram vírus que sobrevivem a essas drogas. Até 2007, a resistência ao Tamiflu era rara, mas então um vírus que circulava no início da temporada 2008-2009 não respondeu ao Tamiflu em 98% dos casos, enquanto, na temporada anterior, a resistência era de um pouco menos de 1%. Normalmente esses vírus resistentes não são muito agressivos e ainda são sensíveis a outros antivirais, de forma que não se tornaram um problema sério ainda, mas ninguém pode garantir que permanecerão assim no futuro. O fato de que um vírus pode se tornar resistente ao Tamiflu é um retrocesso sério, porque governos ao redor do mundo mantêm estoques da droga por anos com a perspectiva de usá-la com urgência caso uma pandemia seja declarada, como já foi explicado. Pesquisas voltadas a encontrar novos antivirais estão em andamento, mas esse é um processo muito lento, e é difícil prever quando estarão prontos.

Uma vacina ou muitas vacinas?

Como foi dito, devido à habilidade do vírus de mudar um pouco a cada estação, não há vacina que possa garantir imunização contra todos os tipos possíveis de vírus influenza. É necessário desenvolver uma nova a cada ano. Os cientistas estudam quais cepas estão circulando meses antes do início de uma temporada, depois disso produzem uma vacina contra aquelas que eles acreditam que serão vistas com mais frequência quando o clima frio chegar, e a produção em larga escala se inicia assim que os testes necessários são realizados. O processo inteiro pode levar de seis a oito meses, do momento em que os vírus são identificados (normalmente no início segundo trimestre, para o hemisfério Norte) até o período em que a vacina está pronta, por volta de outubro, quando os primeiros surtos estão aparecendo no hemisfério Norte.

As decisões sobre qual vacina deve ser usada são tomadas sob a supervisão do Sistema Global de Vigilância e Resposta à Gripe (Global Influenza Surveillance Network, GISN), um grupo com 110 centros distribuídos por 85 países estabelecido em 1947 que fica sob os cuidados da OMS. O GISN organiza duas reuniões anuais de portas fechadas com cientistas e empresas farmacêuticas para tomar decisões. Em uma dessas reuniões, em fevereiro, a vacina para o hemisfério Norte é escolhida, e em outra reunião, a do hemisfério Sul é decidida, com o propósito de ambas estarem prontas a tempo de coincidir com a chegada do inverno nas duas partes do globo.

Apesar de todos os esforços dos cientistas, a eficácia da vacina é variável. O sucesso da escolha desses cientistas em 2008, por exemplo, foi de apenas 44%. Como base de comparação, o esperado era de 70% a 90%. É provável que isso tenha acontecido por conta de um erro na previsão ao decidir quais seriam as cepas mais prevalentes naquele ano. O resultado foi um número de vítimas da gripe sazonal maior do que o normal. Por consequência, alguns especialistas pediram mais transparência e uma participação maior nas reuniões em que a composição da vacina é decidida, uma vez que uma escolha errada, como a de 2008, por ter consequências muito sérias em todo o mundo.

Ainda prossegue a busca por uma possível vacina universal que possa ser usada todos os anos sem precisar ser mudada, mas para atingir esse objetivo temos de encontrar, primeiro, zonas do vírus que permaneçam conservadas sem muita variação e, além disso, possam ter uma resposta imunológica poderosa. Essa combinação não é nem um pouco comum, mas um progresso tem sido feito nesse campo. Em abril de 2009, um grupo de cientistas da Universidade de Saint Louis, nos Estados Unidos, anunciou a produção de uma vacina projetada para impedir uma quantidade grande de variantes do vírus influenza e a testou em centenas de voluntários. Esse foi o primeiro teste clínico desse tipo a ser feito, mas nenhuma "supervacina" foi disponibilizada para o público ainda. Outros experimentos anteriores foram capazes de bloquear nove tipos de vírus em ratos, incluindo o responsável pela pandemia de 1918 e o da gripe aviária, H5N1. Os resultados, portanto, parecem promissores, e talvez um dia tenhamos uma vacina para a gripe que dure mais do que um ano.

O futuro da humanidade depende de um ovo

O sistema para a produção da vacina da gripe não mudou desde a metade do século XX. Primeiro, o vírus que a vacina deve combater é modificado em laboratório para que possa se reproduzir bem em um ovo de galinha. Depois é injetado em tantos ovos fertilizados quanto necessários para obter uma quantidade grande de vírus. Os antígenos são, então, purificados dessas culturas e preparados para estimular o sistema imunológico humano assim que forem injetados. Nem todas as variantes do micróbio se dividem igualmente bem nos ovos, assim a velocidade com que a vacina é produzida varia de um ano para o outro.

Para atender à necessidade mundial de vacinas, milhões e milhões de ovos são necessários e precisam ser encomendados em fazendas especializadas com meses de antecedência. Esse sistema tem uma fraqueza óbvia: se, em algum momento, há uma epidemia de gripe aviária (ou alguma outra doença que afeta pássaros) e um número grande de galinhas morrer, a produção dos ovos necessários para aquela estação pode ser insuficiente. Já tem algum tempo que os especialistas vêm trabalhando em meios mais seguros e eficazes para obter vacinas. Os principais objetivos são acelerar o processo de produção e se certificar de que o maior número de pessoas possível tenha acesso a elas, caso sejam necessárias.

Uma opção é usar vírus inativos em vez de vírus mortos, que é o procedimento normal. É considerado mais perigoso, uma vez que os vírus atenuados das vacinas podem, por si sós, causar infecções em alguns casos. A vantagem dos vírus atenuados é que usá-los pode multiplicar por cem a habilidade de produzir vacinas, uma vez que a quantidade necessária para ativar uma resposta imunológica é muito menor. Para cada ovo, é possível gerar desse modo de 50 a 100 doses, enquanto, no sistema atual, é preciso um ou dois ovos para cada dose.

Outros sistemas que não dependem de galinhas também foram descobertos, como vacinas baseadas em culturas celulares. Nesse caso, células de mamíferos são infectadas com o vírus, que é deixado nelas para se reproduzir por alguns dias. Então, quantidades grandes de antígenos são purificadas dos fluidos celulares. Esse é um sistema mais rápido, mais nítido, que não precisa de um suprimento de ovos preparados especialmente para ele, uma vez que o vírus é cultivado em células em condições laboratoriais. A primeira vacina desse tipo foi aprovada na Europa no final de 2007, e desde 2016 vacinas de cultura celular são usadas com regularidade, mas, ainda assim, 90% das vacinas ainda provêm dos ovos.

Outro sistema é a introdução em genes de plantas que produzem proteínas similares àquelas dos vírus. Isso é alcançado por meio de culturas celulares, usando o vírus para transportar o gene ou produzindo plantas transgênicas contendo o gene em questão. Desse modo, as plantas produzem a proteína do vírus que é usada como um antígeno. Uma quantidade grande de proteínas das suas folhas pode ser purificada em um tempo relativamente curto. Esse método já vem sendo testado para vacinas contra poliomielite, cólera, raiva e gripe, entre outras doenças, mas os testes clínicos ainda estão nas fases iniciais. No momento, apenas uma vacina gerada por esse método foi aprovada e só é usada em galinhas.

O perigo da gripe aviária

O primeiro alerta de uma pandemia de influenza no século XXI foi a chamada gripe aviária, causada por uma das versões mais agressivas já vistas do vírus H5N1. A doença é fatal para 50% das pessoas infectadas e, nos casos piores, pode matar em menos de duas horas. Os antivirais têm eficácia parcial para reduzir a velocidade da infecção, mas apenas se administrados nas primeiras 24 horas. Até o momento, o número de fatalidades causadas pelo vírus H5N1 é baixo porque, por sorte, ele tem uma transmissibilidade ruim. O vírus é encontrado principalmente em aves e só foi transmitido para humanos em algumas poucas ocasiões. O contágio veio, na maioria dos casos, por causa da proximidade com algum animal ou ave, assim o escopo da doença é limitado as pessoas que têm contato direto com a criação de animais.

Acredita-se que a origem foram patos na China. O primeiro surto de H5N1 detectado em humanos foi em 1997, em Hong Kong. Dezoito pessoas foram infectadas, e seis delas morreram logo depois. A ação rápida do governo chinês, que decidiu matar 1,4 milhão de galinhas e patos, parou de imediato a infecção. O H5N1 não reapareceu até 2003, e no início de 2004 descobriu-se que tinha se tornado ainda mais virulento. Meses depois, sua presença foi detectada também em porcos, o que gerou o medo da possibilidade de um *mix* genético com outros vírus que poderia produzir uma variante mais transmissível. Em 2005, o H5N1 começou a mostrar resistência à amantidina, um dos antivirais utilizados. Alguns cientistas suspeitam que isso aconteceu porque os fazendeiros chineses usaram de forma indiscriminada essa droga barata nas galinhas para que elas não ficassem doentes. O perigo de uma pandemia terrível causada por um vírus resistente a uma vacina que pode matar milhões de pessoas de repente não pareceu uma possibilidade tão distante.

Entre 2005 e 2006, a gripe aviária foi destaque nas primeiras páginas dos jornais. O presidente George W. Bush anunciou que os Estados Unidos alocariam mais de 7 bilhões de dólares para preparar o país para uma possível pandemia. O alarme foi ainda maior no início de 2006, quando foi descoberto que o vírus havia sofrido uma mutação outra vez e, como previsto, agora poderia infectar os humanos com mais facilidade. Além disso, a migração das aves para os climas mais quentes tinha espalhado o vírus para países bem distantes do surto inicial, desse modo ele apareceu na cidade de Lagos na Nigéria e também, nessa época, começou a ser detectado na Europa, em especial na Grécia, no Reino Unido, na Áustria e na Alemanha. Temeu-se que vários surtos poderiam surgir em breve entre os humanos ao redor do mundo e que pouco poderia ser feito para contê-los.

Mesmo assim, a gripe aviária H5N1 teve seu pico em 2006. Naquele ano, das 115 pessoas que foram infectadas, 79 morreram. Em 2007, os números foram 59 mortos de 88 infectados, e desde então os números caíram, mas as razões disso não são tão simples de compreender. O vírus não desapareceu por completo, mas parou de representar um perigo imediato até o momento. No fim das contas, sem qualquer intervenção humana, a pandemia tão temida não aconteceu.

A QUESTÃO DO NOME

Encontrar o melhor nome para uma doença nova é complicado. Por algum tempo, o normal era batizá-la referindo-se ao país ou à região em que foi descoberta (como aconteceu com o Ebola, Marburg e a MERS), mas passou-se a não considerar isso justo para com as pessoas que vivem nesses países, que podem até sofrer discriminação. Assim, a Covid-19 acabou recebendo este nome neutro, que é uma abreviação para *Coronavirus Disease of 2019* (doença do coronavírus de 2019).

Um exemplo de quanto é complicado nomear novas infecções é o caso da pandemia de gripe de 2009. A princípio, foi chamada de gripe suína por sua origem animal. No entanto, o ministro da saúde de Israel pediu, como sinal de respeito aos costumes judaicos e muçulmanos que proíbem o consumo de carne de porco, uma mudança do nome para "gripe mexicana", em vez de "gripe suína". A ideia foi aplaudida por fazendeiros em todo o mundo. Os alemães já estavam usando o nome, mas os mexicanos que naturalmente não concordaram, a chamavam simplesmente de "a epidemia". Outros sugeriram que deveria ser chamada de "gripe norte-americana".

Após uma longa discussão, a OMS admitiu que "gripe suína" não era o nome mais apropriado. Em 30 de abril de 2009, a doença foi batizada oficialmente de "influenza A (H1N1)", nome científico baseado no tipo do vírus responsável; contudo, não era muito preciso, porque poderia ser aplicado a vários outros surtos de gripe. Em alguns lugares, a epidemia recebeu o nome ainda mais incoerente de "gripe nova".

Só em julho de 2009 que a OMS encontrou um nome técnico definitivo: Pandemia de (H1N1) de 2009. Mas, apesar de tudo, as pessoas e a mídia continuaram usando uma mistura dos nomes anteriores.

De todo modo, os esforços para se preparar para a gripe aviária continuaram para o caso de ela voltar a ser um problema no futuro. Em 2007, surgiu a primeira vacina contra a H5N1, produzida pela Sanofi Pasteur, mas ela oferecia apenas uma imunidade parcial. Organizações e fundações como o Instituto Pasteur, o Wellcome Trust e a Fundação Bill & Melinda Gates lançaram um programa em 2008, com o objetivo de estimular a pesquisa sobre os pontos fracos das nossas defesas contra a gripe aviária a fim de obter resultados mais rápidos nas áreas mais necessárias. A ideia central era coordenar esforços de pesquisa pelo mundo de forma a atingir resultados mais rápidos e, também, garantir a criação de sistemas de monitoramento apropriados e a disseminação rápida de informações. Uma das recomendações da iniciativa foi estocar o que é chamado de "vacina pré-pandêmica", que, por ser produzida com base no que é conhecido sobre o vírus H5N1, ofereceria uma proteção parcial enquanto o vírus ainda estiver mudando e ainda não ficou claro se chegaria a causar uma pandemia. Os países poderiam seguir acumulando progressivamente a vacina, como fizeram com o Tamiflu. Em 2008, a Comissão Europeia aprovou a Prepandrix, uma vacina produzida pela GlaxoSmithKline (GSK), e os Estados Unidos e a Finlândia foram os primeiros países a adquiri-la.

A gripe aviária não atrai mais o interesse da mídia como no começo do século porque não atingiu as expectativas pessimistas, mas não podemos nos esquecer que a ameaça ainda existe. O vírus se tornou endêmico na população de aves de países como Egito, Indonésia, Bangladesh e Vietnã. Isso significa que nunca poderá ser erradicado nessas áreas e continuará a infectar humanos de tempos em tempos. Em meados de 2008, o vírus foi detectado em pássaros de mais de 60 países. Apesar de parecer bem menos propenso a passar para os humanos, a possibilidade de novos surtos não pode ser descartada, uma vez que ele continua se movimentando em outras áreas.

Em 2006, um estudo calculou que, se a gripe aviária, por fim, se tornasse uma pandemia, poderia infectar entre 50 e 80 milhões de pessoas ao redor do mundo, a maior parte delas em países em desenvolvimento. Em decorrência da alta taxa de mortalidade entre os infectados, as consequências seriam terríveis, sendo essa a razão de ainda prosseguirem os esforços para encontrar formas melhores de combater a doença. O fato de o medo da gripe aviária ter soado todos os alarmes em 2005 e nos obrigado a nos preparar para uma possível pandemia é uma das razões para a resposta à influenza em 2009 ter sido tão forte e rápida.

A ÁRVORE GENEALÓGICA

As análises genéticas do vírus da pandemia de gripe de 2009 tornaram possível concluir que ele era do tipo A (H1N1) e parente próximo daquele que causou a pandemia de influenza de 1918. Acredita-se que porcos também se infectaram, mas eles são resistentes e poucos morreram. De acordo com essa teoria, o H1N1 teria permanecido desde então na população mundial de porcos, mudando e evoluindo. Depois de 1918, teria se misturado com o vírus humano H3N2 e o vírus da gripe aviária. Essa combinação tripla teria infectado os porcos na Ásia e, de lá, se espalhado pelo mundo. Supostamente, em 2009, teria passado para os humanos de novo, apesar de não se saber exatamente como nem onde.

A pandemia de influenza de 2009

A primeira pandemia deste século foi de influenza, mas não de origem aviária. Foi causada por um vírus que se acredita ter vindo de porcos, apesar de conter uma mistura de genes da gripe aviária e de cepas humanas. A principal diferença em relação aos primeiros casos dos surtos que também vieram de animais é que, dessa vez, o vírus se movia com facilidade entre os humanos e não havia a necessidade de contato direto com criações de animais. E esse é o porquê de ter se espalhado pelo globo com tanta velocidade.

A história começou em 21 de abril de 2009, quando o governo dos EUA anunciou que, no final de março, tinha detectado um surto "incomum" de influenza vindo do México. Algumas fontes dizem que foi o governo canadense o primeiro a alertar o governo mexicano, uma vez que um cidadão canadense que tinha visitado o país apresentou sintomas da doença. Seja como for, quando a informação foi divulgada já havia mil pessoas infectadas, o que tornou praticamente impossível conter o surto. O motivo para o atraso foi o fato de que não era fácil identificar o novo vírus. Houve aumento repentino e estranho na quantidade de pacientes admitidos nos hospitais com problemas respiratórios, mas eles foram confundidos com os casos da gripe sazonal normal que já estava em andamento (da mesma forma que aconteceu com a pandemia de Covid-19). Uma das poucas diferenças era que vômitos e diarreia estavam entre os sintomas dessa nova gripe porque, como se descobriu depois, o vírus tinha facilidade de chegar às células do sistema digestório. Além disso, a doença era resistente a dois dos antivirais clássicos que eram normalmente usados, apesar de responder ao Tamiflu e ao Relenza.

Cientistas e políticos mexicanos alegam que agiram o mais rápido que puderam, e especialistas acreditam que a resposta dos governos à crise foi adequada. "Tentamos todos os meios possíveis para conter a pandemia e prevenir o contágio", diz a Dra. Ana Fernández-Sesma. "Mesmo assim, alguns países se excederam e isolaram pessoas

O QUE É, DE FATO, A GRIPE SUÍNA?

O vírus da última pandemia de gripe foi identificado originalmente como vindo de porcos, mas não conseguimos identificar ainda com certeza o lugar em que a pandemia começou. O vírus A (H1N1) só foi detectado em porcos de dois lugares, mas, em ambos os casos, os animais foram infectados por um humano, e não o contrário. Um canadense que esteve no México passou o vírus para um rebanho de porcos quando retornou para casa. O outro caso aconteceu em uma fazenda na Argentina.

Como a OIE (Organização Mundial da Saúde Animal) notou, não há provas que demonstram que os porcos estivessem envolvidos de alguma forma na origem da pandemia. Alguns cientistas acreditam que os pássaros possam ser os culpados, que o vírus teria passado dos porcos para as aves em algum momento antes e que as aves tenham, por fim, transmitido para os humanos.

não infectadas por causa de sua nacionalidade. A imprensa também foi um pouco alarmista ao descrever a epidemia como 'letal', e isso provocou um certo pânico."

O governo mexicano reconheceu três surtos separados de gripe no seu território: na capital, no centro e próximo à fronteira dos EUA. Dizem que a primeira pessoa infectada foi um garoto de cinco anos, de La Gloria, uma cidade pequena do estado de Veracruz, que pegou a gripe em março. Por coincidência, há abatedouros de porcos na região que pertencem a uma empresa norte-americana, mas o vírus A (H1N1) nunca foi encontrado ali, nem nos animais, nem nos trabalhadores. Outras teorias sugerem que houve casos anteriores, entre eles o de uma bebê de seis meses de idade, de San Luis Potosí, no coração do México, que ficou doente em 24 de fevereiro. A primeira morte da epidemia foi uma mulher diabética de 37 anos chamada Maria, que foi internada no hospital de Oaxaca com sintomas parecidos com os de gripe. Apesar de os primeiros casos no México terem sido constatados em março de 2009, não se pode confirmar com total certeza que a epidemia tenha se iniciado no país.

Nas primeiras três semanas, a gripe causou 18 mortes, e por volta de mil pessoas com suspeita de ter a doença passaram por hospitais. A mortalidade entre os infectados se situava entre 0,6% e 6%, o que, por sor-

CONTEXTO:
A GRIPE DE 1976

Em 1976, houve um surto de gripe suína de uma variante do H1N1 nos quartéis de uma instalação militar dos EUA, em Nova Jersey. Houve apenas uma morte, e no fim das contas a gripe não se alastrou pelo país. O governo norte-americano iniciou de imediato uma campanha gigante em que o presidente Gerald Ford pretendia vacinar toda a população. Apenas um terço recebeu a vacina, mas infelizmente a que foi usada causou problemas neurológicos sérios em pelo menos 500 pessoas, das quais 25 morreram. Um dos problemas foi a tentativa apressada de distribuir a vacina antes mesmo de passar pelos testes normais de controle de qualidade. É preciso dizer que as vacinas administradas nos dias de hoje são mais seguras e há poucos casos de reações adversas.

te, eram taxas baixas em comparação com aquelas da gripe aviária. Algo surpreendente é que afetava mais os jovens e atingia pouco a população mais idosa. Uma das explicações para isso é que o vírus guarda alguma semelhança com outros do tipo H1N1 que foram responsáveis por surtos de gripe sazonal alguns anos antes; assim, as pessoas mais velhas provavelmente já tinham alguma imunidade contra o novo vírus, graças às vacinas que já tinham tomado.

A gripe não demorou muito para cruzar as fronteiras. Perto do final de abril, sete casos já haviam sido detectados nos Estados Unidos. Enquanto isso, as autoridades mexicanas suspenderam as aulas em escolas e universidades. A OMS alertou sobre a propagação rápida da epidemia e enfatizou que o vírus veio de animais, embora tenha reconhecido que o nível baixo de virulência significava que não era muito perigoso. Os casos mais sérios só foram vistos no início do surto, e apenas no México. Nos demais países pelo mundo, a doença seguiu seu curso com sintomas brandos e sem mortes, mas ninguém pôde explicar o porquê.

A doença se espalhou lentamente pelos Estados Unidos. Em Nova Iorque, oito estudantes do bairro Queens, entre eles alguns que tinham voltado do México há pouco tempo, testaram positivo para o vírus, mas os sintomas clínicos que apresentaram

UM VÍRUS DE LABORATÓRIO?

Como aconteceu uma década atrás com o SARS-CoV-2, suspeitou-se, a princípio, que a gripe de 2009 poderia ter sido produzida artificialmente. O Dr. Adrian Gibbs, um importante virologista australiano que trabalhou no desenvolvimento do Tamiflu, sugeriu que o vírus A (H1N1) fora o resultado de um "erro de laboratório". Do ponto de vista dele, algumas características do vírus sugeriam que fora produzido em ovos, os quais, como já foi dito, são a forma mais comum de cultivo de vírus para estudo. A teoria do virologista era de que o vírus havia aparecido por acidente no processo de produção de uma vacina para a gripe sazonal e, de alguma forma, escapado e infectado porcos.

No início de maio de 2009, a OMS anunciou que investigaria todas as possibilidades relacionadas à origem do vírus, incluindo esta. Duas semanas depois foi concluído que os estudos demonstraram, sem sombra de dúvida, que o vírus era natural.

não eram sérios. Depois de confirmar por volta de 20 casos de gripe suína distribuídos pelo país, de Nova Iorque a Ohio, Kansas, Texas e Califórnia, o governo dos Estados Unidos anunciou que era incapaz de conter o vírus por causa do seu contágio rápido. Em resposta, as autoridades decidiram distribuir um quarto das reservas nacionais de antivirais para os estados onde a presença do vírus tinha sido confirmada.

Enquanto isso, no México, muitas pessoas acreditaram que o governo estava exagerando ou inventando a história, e se recusaram a seguir medidas sanitárias. Outra parte da população estava convencida de que o governo estava escondendo a extensão real da epidemia. Alguns até alegavam que o vírus fora espalhado pelos Estados Unidos. Uma reação similar foi vista depois, com a Covid-19, quando alguns políticos norte-americanos acusaram a China, dizendo que o coronavírus tinha emanado de um dos laboratórios de lá, enquanto a China contra-atacou afirmando que o SARS-CoV-2 fora importado por algum soldado norte-americano. Esse tipo de reação parece inevitável, e por isso é tão importante refutar o quanto antes tais teorias com fatos e garantir que a incerteza não dê oportunidade à propagação de boatos.

A mídia ficou agitada com as recomendações sanitárias (lave bem as mãos; não toque em ninguém; não beije ninguém, e assim por diante). Muitas pessoas usaram máscaras nas ruas, a maioria delas inúteis para conter o vírus da gripe, mas,

NINGUÉM PODE ESCAPAR

Vírus não respeitam hierarquia. Algumas pessoas cujos nomes devem ser incluídos entre os milhares que pegaram gripe suína são o filho da Dra. Anne Moscona, uma especialista em influenza no Weill Medical College, em Nova Iorque; Cherie Blair, esposa do ex-primeiro-ministro britânico Tony Blair; Óscar Arias, presidente da Costa Rica na época; e Rupert Grint, um dos três atores principais dos filmes Harry Potter. Todos os quatro se recuperaram bem, e, no caso de Grint, a doença nem chegou a interromper as filmagens.

ainda assim, vendidas por um preço cinco vezes acima do normal. O exército começou a distribuir gratuitamente máscaras aprovadas pouco tempo depois, mesmo com os especialistas insistindo que elas não eram muito eficientes para frear o contágio, especialmente quando usadas em espaços abertos. Em vez disso, eram recomendadas para os pacientes com influenza e seus cuidadores. Nas igrejas, o ritual do "beijo da paz" foi suspenso para evitar contato direto entre os paroquianos, e as partidas de futebol foram disputadas sem torcida. Apresentações foram banidas, assim como festividades públicas, e os cinemas foram fechados. A comida não podia ser comprada e consumida em lojas e restaurantes nos quais só era permitida a entrega ou retirada.

Em pouco tempo o problema não estava mais confinado ao México e aos Estados Unidos e se tornou global. Havia casos suspeitos na Colômbia, em Israel, na França, na Grã-Bretanha, na Nova Zelândia e na Espanha. Neste último caso, oito pessoas que viajaram para o México tiveram sintomas da gripe. Em 27 de abril, o primeiro caso na Espanha e também na Europa foi finalmente confirmado, seguido por mais dois no Reino Unido. O vírus tinha começado a se espalhar pela Europa. O governo espanhol e a União Europeia recomendaram que as pessoas não viajassem para o México e os Estados Unidos a menos que fosse estritamente necessário, contudo a OMS não considerou essa uma medida prioritária naquele momento. Em maio, o ministro da defesa da Espanha colocou em quarentena os quartéis da academia militar Hoyo de Manzanares, em Madri, depois de seis soldados apresentarem sintomas de gripe e, depois, testarem positivo para o vírus A (H1N1). Todos os casos foram brandos e todos os infectados se recuperaram.

A primeira pessoa a morrer fora do México foi um menino de apenas dois anos. Nascido no México, ele provavelmente foi infectado lá, mas morreu no Texas vinte dias depois de os primeiros sintomas aparecerem. Do outro lado do planeta, em Hong Kong, um hotel inteiro foi lacrado e colocado em quarentena no final de abril, quando se descobriu que um hóspede vindo do México estava contaminado com gripe suína. Dessa vez, a infecção foi contida.

Enquanto isso, o preço das ações no mundo todo estava caindo junto com o preço do petróleo, que despencou. Ao mesmo tempo, ações das empresas farmacêuticas GlaxoSmithKlein e Roche, que produziam tratamentos antivirais, estavam em uma espiral de alta. O impacto econômico também foi sentido no turismo e, é claro, no setor de alimentação. Da mesma forma que houve uma queda significativa do consumo de frango durante a epidemia de gripe aviária em 2004, as pessoas pararam de comer produtos de porco na pandemia de 2009. Alguns países até baniram a importação desses itens e começaram a implementar planos para sacrificar os porcos nas fazendas. Essas estratégias, com impactos econômicos sérios, não têm lógica nem fundamentação científica e são completamente inúteis porque a gripe não é transmitida ao comer a carne de animais infectados.

Drogas e a corrida contra o tempo

Os cientistas de imediato iniciaram o trabalho para encontrar a vacina contra a pandemia de gripe. Diferentemente da Covid-19, naquele caso era possível usar uma vacina já existente e modificá-la um pouco para adaptá-la à nova versão do vírus. Isso acelerou muito o processo.

Mas a primeira má notícia era que o vírus se reproduzia em uma velocidade abaixo do normal em ovos; assim, era difícil trabalhar com ele. As datas para uma vacina possível que estaria disponível para o público foram estabelecidas, a princípio, entre novembro de 2009 e janeiro de 2010, alguns meses depois do início da pandemia (enquanto, como base de comparação, as previsões mais otimistas no caso da Covid-19 estimam que a vacina levará em torno de 12 a 18 meses). A coordenação entre laboratórios de todo o mundo foi exemplar. Assim como vimos agora com a Covid-19, os cientistas podem trabalhar juntos e compartilhar dados quando necessário. Graças ao trabalho conjunto dos especialistas, em 4 de maio havia mais de 200 novos registros com informações sobre os genes do vírus H1N1 no banco de dados de acesso aberto do GenBank, o mesmo onde as informações do genoma humano são armazenadas.

Em meados de julho, foi anunciado que a produção da vacina estava entre 25% e 50% mais lenta do que a previsão original porque o vírus não estava gerando a quantidade necessária de hemaglutinina. As culturas virais cresciam a uma taxa 30% mais lenta do que aquelas da gripe sazonal. A resposta foi voltar ao ponto de partida, com a consequência de um atraso de várias semanas. Na Austrália, os primeiros testes da vacina começaram mesmo assim, no final de julho, usando as amostras obtidas, enquanto os Estados Unidos começaram a testar no início de agosto. Perto do final do mês, os testes foram conduzidos com crianças, e as primeiras reações pareciam indicar que a vacina não provocava efeitos colaterais inesperados.

Um dos testes que tinham de ser feitos era a mistura da vacina contra a pandemia de gripe com aquela da gripe sazonal, para verificar se a combinação criaria problemas. Os especialistas dizem que isso não representa nenhum risco significativo, porque as vacinas para gripe produzidas atualmente têm poucas chances de causar complicações e os testes são praticamente uma formalidade.

Em maio de 2009, a empresa farmacêutica Roche anunciou que estava doando 5,65 milhões de caixas de Tamiflu para a OMS, para que ela pudesse organizar uma "resposta rápida" para a pandemia. A ideia da empresa era ser capaz de oferecer a droga aos países em desenvolvimento por preços reduzidos. Também foi dito que, se solicitado, poderia produzir 110 milhões de doses em cinco meses e chegar a 400 milhões de tratamentos em um ano. Além da Roche, dez outras empresas farmacêuticas produziam medicamentos genéricos, desse modo o esperado era que a quantidade final de antivirais fosse ainda maior.

Epidemia ou pandemia?

Decidir se um surto infeccioso se tornou ou não uma epidemia ou uma pandemia depende apenas do alcance da doença. Oficialmente, a decisão sobre quando a classificação de pandemia pode ser usada é tomada pela OMS (veja o quadro), que está sempre sob pressão para mudar de fase ou sob críticas quando se considera que ela foi muito lenta na sua ação. Com a gripe suína em 2009, o alerta se iniciou na Fase 3 dos seis estágios possíveis, uma vez que não havia transmissão relevante entre humanos naquele momento. Em 27 de abril, mudou para a Fase 4, o que significa que a transmissão entre humanos tinha sido confirmada. A Fase 5 começou em 29 de abril, quando o risco de uma pandemia foi considerado iminente. Uma progressão similar entre as fases ocorreu com a Covid-19, quando a OMS se mostrou resistente para declarar uma pandemia até que já estivesse bem espalhada pelo mundo. Esta não é uma decisão trivial. Muito além das questões sobre a nomenclatura, a determinação desses estágios tem um impacto nos protocolos recomendados, que são diferentes caso haja ou não uma pandemia.

No segundo trimestre de 2009 era evidente que o novo vírus estava de espalhando muito mais rápido do que uma gripe sazonal, mas, relutante em causar pânico desnecessário, a OMS estremeceu diante da possibilidade de elevar o nível de alerta. Alguns especialistas acreditam que a resposta do órgão foi muito lenta e que atrasos similares podem criar problemas na eventualidade de uma pandemia futura causada por um vírus mais agressivo. Em 2009,

Dr. Yi Gian, que descobriu o vírus da SARS, disse que a Fase 5 deveria ter sido declarada dois dias antes, e o fato de isso não ocorrer contribuiu para que a infecção se espalhasse com mais velocidade. Uma discussão similar ocorreu com a Covid-19, e mais uma vez a OMS foi recriminada por não ter agido com rapidez suficiente e, dessa forma, ter facilitado a disseminação do vírus. Donald Trump até retirou o financiamento dos Estados Unidos da ONU como uma forma de se contrapor ao que ele classificou como exemplo de conivência com o governo chinês ao atenuar a gravidade do surto.

FASES DE ALERTA DA PANDEMIA DE GRIPE (DE ACORDO COM A OMS)

1. Nenhum vírus daqueles conhecidos por circular entre animais infectou humanos.

2. Foi confirmado que um vírus animal infectou humanos. Perigo possível de uma pandemia.

3. Pequenos surtos em comunidades. Não há transmissão do vírus entre humanos ou, se há, é em apenas uma quantidade pequena de casos. O vírus ainda não é capaz de causar uma pandemia.

4. A transmissão entre humanos é comum e verificada. Há risco alto de uma pandemia.

5. A transmissão do vírus entre humanos é demonstrada em, pelo menos, dois países em áreas geográficas definidas pela OMS (*). A pandemia é iminente, e uma ação rápida é necessária para impedir que ela se espalhe.

6. Início de uma pandemia global. Há transmissão entre humanos em um país de uma região fora daquelas definidas na Fase 5.

(*) As áreas são: África, as Américas, Europa, sudoeste da Ásia, leste do mediterrâneo e oeste do Pacífico.

Com a gripe A (H1N1), houve ainda mais relutância ao elevar o alerta para a última fase. Apesar de o surto ter a maioria das condições para ser classificado como Fase 6 em meados de maio, somente em 1 de junho de 2009 a OMS declarou oficialmente que a pandemia estava em andamento. A tão temida Fase 6 foi atingida pela primeira vez em mais de 40 anos, e foi necessária apenas um pouco mais de uma década para uma situação similar reaparecer.

Em meados de julho de 2009, o surpreendente número de 100 mil pessoas infectadas e 300 mortos pelo mundo tinha sido ultrapassado. A OMS recomendou que a contagem dos casos deveria ser descontinuada, uma vez que a importância do número total de infectados é insignificante do ponto de vista da saúde depois que a pandemia foi declarada e apenas cria pânico quando os jornais começam a noticiá-lo. Além disso, como aconteceu depois com a Covid-19, algumas estimativas sugerem que o número real de infectados poderia chegar a vinte vezes mais do que o de casos diagnosticados. Depois disso, os testes de laboratório para confirmar os diagnósticos foram suspensos em muitos lugares, e todos que apresentavam sintomas de gripe no hemisfério Norte eram considerados infectados pelo vírus da pandemia, uma vez que a temporada de gripe sazonal havia se encerrado.

Uma mudança de hemisférios

No final de junho de 2009, quando mais de 10 mil pessoas em 40 países diferentes tinham se contaminado pela pandemia de influenza, com um total de mortes por volta de 80, a doença se movia devagar para a Ásia. No final de julho o Japão tinha 300 casos, e as primeiras mortes foram registradas na Índia e no sul da África (onde as vítimas tinham 14 e 22 anos, respectivamente). A primeira fatalidade na Espanha foi uma mulher marroquina de 20 anos que tinha acabado de fazer um parto por cesárea. Ela morreu no final de junho, e a tragédia piorou quando o bebê morreu alguns dias depois, por erro médico. Algumas semanas depois, foi descoberto que mulheres grávidas eram mais sensíveis à pandemia de influenza. O risco de chegarem a um estágio grave da doença era quatro vezes mais alto, contudo não eram mais suscetíveis ao contágio do que o restante da população. Foi, portanto, recomendado dar Tamiflu para mulheres grávidas doentes o mais rápido possível, apesar de alguns médicos serem relutantes em prescrever o medicamento por medo de prejudicar o feto.

Enquanto isso, a Rússia culpava o Reino Unido pelos casos que apareceram dentro das suas fronteiras, e aconselhou seus cidadãos a não viajar para lá (depois de ter dito o mesmo sobre a Espanha alguns meses antes). Apesar disso, o número de pessoas infectadas e de mortes era mais baixo do que se previa no início. Ao verificar que as consequências do surto não eram tão sérias, o governo mexicano começou a permitir que restaurantes e cafés abrissem no mês de maio e embarcou em estratégias inovadoras para reviver o turismo, como, por exemplo, oferecer tratamento médico gratuito a qualquer um que passasse uma noite nos hotéis do país, cobrindo inclusive a influenza e quaisquer outras doenças, incluindo o fornecimento de remédios, transporte e internação no hospital, se necessário.

Como os Estados Unidos tentavam retornar à vida normal, a Austrália começou a adotar medidas de contenção, já que se temia que o problema se moveria para outras latitudes, uma vez que a temporada de gripe sazonal se iniciava no hemisfério Sul. O contágio pelo vírus seria reativado no hemisfério Norte com a chegada do inverno e o final do ano, então manter-se vigilante era muito importante.

E, de fato, a gripe se alastrou rápido com força no hemisfério Sul com a chegada do inverno. Acredita-se que houve 100 mil casos na Argentina, a maioria deles em questão de semanas depois do início do tempo frio, e em julho 55 mortes já tinham sido confirmadas. O que aconteceu também foi que o país teve eleições em 26 de junho, e alguns críticos acusaram o governo de esconder as informações no período da campanha, o que teria ajudado a espalhar a gripe. Soube-se, depois, que um comitê de especialistas tinha solicitado a decretação do estado de emergência e recomendado que as eleições deveriam ser postergadas (para evitar aglomerações), mas o governo se recusou. Logo depois, dois advogados particulares processaram o governo alegando que ele tinha colocado em risco a saúde dos cidadãos. Os especialistas confirmaram que o governo, mesmo sabendo que a pandemia estava vindo, não tinha feito nada para se preparar para ela. Foi dito que os políticos ocultaram dados de forma deliberada ao não contabilizar na contagem geral de infectados pessoas doentes que iam a clínicas particulares. Devido a essa incerteza, muitos argentinos viajaram para o Chile e o Uruguai para comprar antivirais, e os governos do Brasil e da Bolívia consideraram fechar as fronteiras com a Argentina para prevenir o contágio.

No Chile aconteceu o oposto: havia mais centros de monitoramento da gripe, e no início de julho todos os eventos de larga escala foram cancelados. Por coincidência, a presidente Michelle Bachelet tinha formação em epidemiologia, assim ela compreendia a importância de agir a tempo para frear o contágio. Naquele momento, 99% dos casos de gripe eram da pandemia do tipo A (H1N1). Mas a situação não era igual em todos os lugares. Na Austrália, houve uma mistura de dois tipos, e na África do Sul a maioria dos casos era de gripe sazonal.

Coincidindo com o inverno mais frio em uma década, naquele mês de agosto a Argentina só ficou atrás dos Estados Unidos na contagem mundial de mortos, com 261 fatalidades. Os hospitais ficaram lotados, e o governo, por fim, decidiu fechar as escolas e cancelar eventos públicos. A recomendação de ficar em casa representava uma queda de 60% nas vendas das empresas em pontos turísticos durante as férias de inverno. Foi dito que aproximadamente 200 mil pessoas foram infectadas, mas alguns observadores acreditam que a quantidade real poderia ter chegado ao dobro deste número.

Na África, o vírus foi detectado em 19 países em agosto, e era esperado que esse seria o continente que teria mais problemas resultantes da pandemia. Apesar de haver 13 países africanos com centros para estudos de influenza aprovados pela OMS, as dificuldades envolvidas em detectar surtos da doença e, acima de tudo, em distribuir tratamentos e vacinas, dispararam um medo de que o número de mortos seria bem pior que em outros lugares. Somado a isso, havia o problema do alto percentual de casos de Aids, uma vez que foi descoberto que pessoas infectadas com o HIV tinham risco maior de complicações sérias e morte quando adoeciam com a gripe. Mas, talvez, o fator mais importante era que os países ricos monopolizavam com antecedência todas as drogas em produção. Foi previsto que as vacinas e os antivirais não seriam produzidos com rapidez suficiente para serem distribuídos a todas as pessoas do planeta, e havia uma chance grande de que a África fosse deixada de lado enquanto nas áreas desenvolvidas a maior parte da população seria atendida. Apenas a OMS pareceu preocupada com esse fato, enquanto outros países se esqueceram da solidariedade e focaram seus próprios problemas. Nenhum governo anunciou que iria alocar parte dos seus poucos estoques para os países que mais precisavam.

FAZ SENTIDO FECHAR AS ESCOLAS?

Não há dúvidas de que aglomerações de crianças e jovens ajudam a espalhar qualquer doença infecciosa, mas os problemas sociais causados pelo fechamento das escolas são bem maiores do que os benefícios que a medida pode trazer. Se as crianças têm de ficar em casa, muitos pais não podem trabalhar, o que pode levar o país todo a uma paralisia.

Além disso, dizem alguns especialistas, a gripe sazonal tem um nível alto de contágio nas escolas, mas isso, no geral, não significa que as aulas devam ser suspensas. O mesmo debate ocorreu durante a pandemia de Covid-19. As escolas, por fim, fecharam e o confinamento se iniciou, contudo em alguns lugares elas permaneceram abertas para acolher as crianças dos trabalhadores essenciais para que os pais pudessem prosseguir trabalhando. É difícil afirmar que o fechamento antecipado das escolas tem, de fato, impacto significativo no número de casos.

Os preparativos para o pior cenário possível

Assim que a pandemia de 2009 foi declarada, o secretário-geral da ONU se encontrou com representantes de 30 empresas farmacêuticas que estavam produzindo vacinas contra influenza para garantir que estariam prontas para agir quando o vírus A (H1N1) atacasse de novo o hemisfério Norte. A ideia não era parar de produzir vacinas contra a gripe sazonal, mas sim começar a intensificar a produção simultânea da vacina contra a gripe suína. Também foi enfatizado que a produção de uma quantidade suficiente de antivirais deveria continuar. Por sorte, não há muitos casos de influenza que não possam ser tratados com o Tamiflu. Vírus resistentes só foram encontrados em três países, e nesses casos o Relenza funcionou. Não há nada que sugira que isso possa tornar-se um problema sério, mas, por via das dúvidas, alguns especialistas recomendam reservar o Tamiflu para pacientes com menos de 65 anos, pois foi visto que não reduz a mortalidade entre aqueles acima dessa idade, e usá-lo nesse grupo provavelmente contribuiria para o surgimento de uma variação mais resistente.

Enquanto isso, no Reino Unido, o número de casos de influenza dobrou em poucas semanas, mesmo com o país no meio do verão. Houve por volta de 30 mortes, um número muito mais baixo do que o normal para a gripe sazonal, mas, mesmo assim, o governo estava começando a pensar em postergar o início do ano escolar. Foi previsto que se poderia chegar a 65 mil mortes quando a temporada de gripe começasse, apesar de que alguns observadores consideraram que essa estimativa estava muito exagerada. Nos Estados Unidos, 59 milhões de casos de gripe e 853 mil mortes eram esperados e, na Espanha, por volta de 8 mil fatalidades eram estimadas, uma vez que o nível de contágio na época era bem baixo: 33 pessoas a cada 100 mil pegaram a influenza (e, em agosto, o número total de casos era 26 mil). Em países com mais infecções, a quantidade se elevava para 60 por 100 mil.

Para garantir que centros de saúde primários não ficassem sobrecarregados, um sistema inovador foi introduzido no Reino Unido. Em vez de recomendar que as pessoas fossem ao médico se tivessem sintomas de influenza, solicitou-se que elas ficassem em casa, onde, pela internet ou por telefone, poderiam ser diagnosticadas com uma metodologia muito similar à usada mais recentemente para a Covid-19. Caso houvesse chances de essa pessoa estar infectada, ela obtinha um código para receber uma dose de Tamiflu na farmácia mais próxima. Apesar de isso ter poupado muito trabalho aos médicos, a ideia logo foi criticada. Havia o medo de que as pessoas mentissem nos questionários para estocar algumas doses de Tamiflu só para se garantir, o que poderia exaurir as reservas do país. Nas primeiras horas depois de o serviço entrar em operação, o fluxo enorme de pedidos bloqueou tanto as consultas *on-line* quanto as por telefone. Mesmo assim, a experiência foi considerada positiva, e uma estratégia similar foi adotada em vários países durante a pandemia de Covid-19.

Na maior parte do hemisfério Norte, a pandemia de influenza parecia se reduzir, mas o alerta continuou até o final do verão, enquanto os governantes tentavam obter o máximo possível de doses de vacinas e antivirais e davam início aos planos para uma campanha de vacinação. Se tudo saísse como o esperado e o vírus não sofresse mutação, pensou-se que, no terceiro trimestre, por volta de 10% da população da Espanha, por exemplo, poderia estar infectada, mas 95% dos casos seriam brandos. A Espanha encomendou das empresas Novartis e GSK unidades da vacina contra o vírus A (H1N1) suficientes para proteger até 40% dos seus cidadãos, com a ideia de vacinar todos com menos de 15 anos e seus trabalhadores essenciais, um total de 18 milhões de doses ao custo aproximado de 266 milhões de euros. Em outros países desenvolvidos, os pedidos cobriam até 60% da população (veja o quadro).

Todas essas previsões dependiam de doses serem produzidas em escala suficiente e na velocidade desejada. Como já foi dito, o vírus não pôde ser cultivado com a mesma eficiência que se esperava no

PARA QUEM DEVERIAM SER DADAS AS VACINAS?

A primeira pandemia do século deixou claro que, em caso de emergência, não há vacinas suficientes para todos. Se uma escolha deve ser feita, para quem é dada prioridade na hora de receber a vacina? A resposta lógica seriam as pessoas com mais risco, em especial crianças, gestantes e idosos, bem como bombeiros, caminhoneiros, professores, trabalhadores da saúde, e assim por diante. Mas cada país tem seus próprios planos nessas situações para as doses de vacina às quais têm acesso. E esses planos são diferentes de acordo com o vírus que causa a pandemia.

Um estudo publicado na revista *Science* no final de agosto de 2009 afirmou que a melhor estratégia para parar a pandemia de gripe na época era vacinar todas as crianças em idade escolar e seus pais, porque as escolas eram os principais focos de transmissão do vírus. Isso contrariava o plano original de vacinar os menores de 5 anos e os com mais de 50 anos.

Na Espanha, o plano era vacinar todos abaixo de 14 anos e chegar a 40% da população. A princípio, os EUA queriam vacinar a maioria das pessoas com menos de 25 anos e acima de 64 anos (algo em torno de 160 milhões de pessoas, pelo menos), e o restante da população seria vacinado caso houvesse doses disponíveis. A Grécia queria vacinar todo mundo, incluindo imigrantes ilegais, com os 24 milhões de doses que esperava receber. Este também era o plano dos Países Baixos. O Reino Unido esperava ser capaz de vacinar 50% da população, enquanto a taxa na França chegava mais de 70%. O Canadá previu vacinar 75% da sua população, contando com o fato de que duas doses eram necessárias para que a vacina fosse eficaz. Por sorte, todas essas vacinas não foram necessárias no final.

início, o que afetou seriamente a disponibilidade da vacina. Como resultado, no final de agosto foi estimado que os Estados Unidos receberiam apenas no meio de novembro 45 milhões das 120 milhões de doses solicitadas inicialmente. Outros países tiveram os mesmos problemas. Calculou-se que a pandemia poderia ter afetado 30% da população mundial, mas que, no final, o número real ficaria entre 2% e 5% dos infectados, dos quais apenas 0,4% morreria. A maior parte das mortes teria sido de pessoas com deficiências imunológicas ou outros problemas prévios de saúde. Na verdade, os números finais não estavam muito distantes das previsões: 11% a 21% das pessoas foram infectadas, porém a mortalidade foi menor do que o previsto, por volta de 0,03% (entre 150 mil e 575 mil mortos).

As consequências da pandemia

No final, o impacto da pandemia de 2009 não foi muito pior do que o da gripe sazonal, apesar da propagação rápida e do pânico nos estágios iniciais. As razões para o alerta desapareceram assim que as medidas mínimas apropriadas foram tomadas, pelo menos nos países desenvolvidos. Contudo, em alguns países, a resposta dos cidadãos à experiência como um todo e, em particular, ao tratamento especial dado à pandemia pela imprensa e, em alguns casos, às mensagens confusas de líderes políticos, foi quase na sua totalidade unânime. Na Espanha, por exemplo, uma pesquisa no início de setembro de 2009 indicou que 87% dos entrevistados acreditavam que a ansiedade social sobre a influenza A (H1N1) era um exagero. Muitos vídeos e cartas, alguns publicados por médicos, circularam *on-line* criticando o desempenho das autoridades e acusando as empresas farmacêuticas de instigar de forma deliberada o medo para que pudessem vender mais remédios.

Essa percepção pode ter tido influência no atraso dos preparativos para uma possível pandemia futura. Assim, quando a Covid-19 surgiu, foi num momento em que a maioria dos países não tinha planos de contingência preparados para lidar com uma crise desse tipo. Alguém poderia dizer, portanto, que a crise de influenza de 2009 teria dificultado qualquer tentativa de preparação para a próxima pandemia por causa do clima de desconfiança que se formou com o fato de muitas pessoas acreditarem que o plano de ação aplicado em 2009 foi exagerado. É importante lembrar que, quando um vírus aparece, não podemos prever quão agressivo ele será. Em vez de agradecermos pelo fato de a pandemia de influenza A (H1N1) não ter sido tão séria quanto temíamos e de usarmos essa experiência como base para preparativos futuros, as ações preventivas foram barradas, como se vivêssemos em uma versão pós-moderna da fábula do "Pedro e o Lobo". Se entendêssemos que a pandemia de influenza de 2009 foi um alerta para doenças piores que poderiam nos atingir no futuro, a Covid-19 não teria causado uma conturbação social tão grande, pois estaríamos prontos para cortar o mal pela raiz.

Agora, é importante aprendermos com os nossos erros e nos prepararmos melhor para a próxima vez. Vimos o que pode acontecer quando um vírus causa uma pandemia que não vai embora sozinha, sabemos até que ponto isso pode abalar as bases da ordem mundial e provavelmente aprendemos, por fim, que algo assim não pode ser tratado de maneira leviana. Não sabemos quando a próxima pandemia atacará ou que vírus irá causá-la, mas pode ser tão grave ou pior (esperamos que não!) do que a Covid-19. É, portanto, essencial ter planos de ação prontos para o caso de nos encontrarmos de novo diante do pior cenário possível, porque, em situações tão graves, a falta de reação imediata significa a perda de milhares de vidas.

Além da sua versão sazonal, a influenza continua a ser perigosa. A possibilidade de uma nova pandemia drástica com uma versão "melhorada" do vírus A (H1N1) ainda está presente. Foi isso que aconteceu com o vírus H5N1 da gripe aviária: ninguém pode garantir que esses vírus continuarão a agir no futuro da mesma forma que o fizeram até então. Estudos genéticos demonstraram que o vírus da pandemia de influenza não teve variação na proteína PB1-F2, que é associada, precisamente, a níveis altos de virulência, e esse é o motivo de ter sido tão lento. As chances de que o A (H1N1) desapareça sozinho são mínimas. É provável, então, que ele prossiga entre nós e nunca saibamos ao certo se evoluirá para se tornar mais agressivo ou se ficará para sempre como está. Assim, ele se juntou à lista de vírus perigosos que podem se espalhar de novo se forem dadas as condições corretas.

Para resumir o que foi dito neste capítulo, a influenza continuará sendo um problema grave de saúde de nível global por causa da mortalidade que a sua versão sazonal seguirá causando enquanto não houver uma vacina universal, sem mencionar o risco de uma pandemia iniciada por uma versão suficientemente agressiva do vírus. Nas palavras da Dra. Fernández-Sesma, "seria melhor se nunca tivéssemos parado de temer a influenza, porque ela pode voltar em uma versão mais virulenta a qualquer momento. Ainda precisamos fazer com que todos os governos sigam as normas internacionais da OMS e garantir que os países pobres tenham um acesso mais ágil a drogas e vacinas sem custo adicional."

8.
Aids

Algumas pessoas acreditam que a Aids , ou Síndrome da Imunodeficiência Adquirida, pode ser a pior praga que já afligiu a humanidade. Em uma escala global, estima-se que existam 38 milhões de pessoas infectadas, 68% na África subsaariana e 18% no sudeste da Ásia, com aumento de 2,5 milhões de infectados no mundo a cada ano. Desde 2002, a Aids tem sido a principal causa de morte por doença infecciosa na África. Acredita-se que nessa região mais de 60 milhões de pessoas tenham sido infectadas e por volta de 25 milhões tenham morrido desde o início da pandemia, e os números não estão diminuindo; em 2018, 770 mil pessoas morreram por causa da Aids e o número provavelmente não vai diminuir muito, uma vez que anualmente há mais de 1,5 milhão de novas infecções. Entre 2008 e 2010, por volta de 42 milhões de crianças perderam um ou ambos os pais para a Aids, principalmente na África subsaariana.

Apesar da gravidade desses dados, há uma percepção falsa nos países desenvolvidos de que a doença não representa mais um perigo. Isso significa que os esforços para intensificar as estratégias de prevenção falham com frequência, em especial quando têm baixo impacto nas pessoas que correm risco. Por exemplo, apesar de os novos casos de Aids no sul da Europa estarem diminuindo de forma consistente desde o início do século, estudos genéticos colocam a Espanha na lista dos principais "exportadores" de Aids entre os países europeus, junto com Grécia, Portugal e Sérvia. A razão é que os turistas que viajam para esses lugares são infectados com frequência ao se relacionarem sexualmente sem proteção e espalham a doença em seus países de origem. Os especialistas concordam que a pandemia de Aids não está sob controle e que é impossível prever quanto tempo perdurará.

Outro vírus de mil faces

Uma das razões de a Aids ser uma doença tão difícil de vencer é a habilidade extraordinária de se alterar do vírus responsável, o HIV (do inglês *Human Immunodeficiency Virus*, vírus da imunodeficiência humana). Há duas formas desse vírus que infecta os humanos, HIV-1 e HIV-2. A primeira é mais agressiva, e a segunda só é encontrada em algumas partes do oeste da África. Há três tipos principais de HIV-1 (chamados M, N e O) e um novo (chamado P) que foi descoberto nos primeiros meses de 2009 em uma mulher de 62 anos de Camarões.

Há, pelo menos, 1 milhão de versões de HIV espalhadas pelo mundo. Entre os vírus do mesmo tipo pode haver variações de até 20% no genoma e, no caso das proteínas que formam a capa do vírus (que são normalmente as usadas para fazer vacinas), as diferenças podem chegar a 38%. Além disso, dentro de uma pessoa infectada, os vírus seguirão evoluindo até que, depois de um tempo, haja bilhões de variantes. É fácil compreender, assim, que encontrar as ferramentas apropriadas que nos permitirão parar todas essas mutações se mostra um problema enorme de logística.

A doença africana

Por mais surpreendente que possa parecer, o vírus da Aids começou a infectar humanos há mais de um século. Tanto o HIV-1 quanto o HIV-2 vêm de uma família de vírus (o vírus da imunodeficiência símia, ou SIV) que ataca macacos nas zonas centrais e oeste da África. Chimpanzés são possivelmente os primatas com os quais a pandemia se iniciou, e parece provável que o HIV tipo M chegou aos humanos por um meio de um macaco que infectou apenas uma pessoa, com muitas chances de ter sido no sul de Camarões, nos primeiros anos do século XX. Também se sabe que o tipo P pode ser a única variação que veio dos gorilas.

MITOS E VERDADES

Como a Aids se espalha?

Há várias ideias erradas sobre como a Aids é transmitida. Em uma pesquisa de 2009 na Espanha, 20% dos entrevistados acreditavam que os infectados deveriam ser isolados ou que os nomes deles deveriam ser publicados em uma lista. Do total, 34% estavam convencidos de que a doença poderia ser causada por uma picada de mosquito, enquanto 30% a 40% confessaram que se sentiriam desconfortáveis se soubessem que há uma pessoa infectada no lugar em que fazem compras ou na escola dos filhos, a ponto de chegarem a exigir que aquela pessoa fosse retirada do local.

Mas o HIV só é adquirido pelo contato sexual (o vírus é encontrado em todos os fluidos masculinos e femininos envolvidos no sexo), por injeção de sangue (transfusões ou seringa compartilhadas) ou quando é passado da mãe para o filho (durante o parto ou pela amamentação). Foi descoberto que uma pessoa com uma doença venérea (herpes, gonorreia ou sífilis) é mais suscetível a ser infectada com Aids pelo contato sexual.

Fora isso, em nenhuma outra secreção (saliva, suor etc.) foi encontrada uma quantidade de vírus suficiente para ser contagioso. Ademais, diferentemente do vírus da gripe, o HIV não pode sobreviver fora do corpo humano. Recentemente foi descoberto que ele pode ser transmitido em algumas culturas em que a mãe mastiga a comida antes de dar para o filho, mas isso parece se dever à presença de sangue; assim, a saliva não é culpada.

RUMORES

É dito que, nos primeiros dias da pandemia, o governo russo espalhou uma história, por meio de um jornalista britânico, de que o exército dos EUA tinha criado o vírus em laboratório e o liberado na África. Os cientistas norte-americanos correram para responder os artigos dizendo que o HIV era muito complexo e que eles nem sabiam como o vírus funcionava. Não havia laboratório no mundo capaz de fazê-lo. Com o passar do tempo, foi confirmado que as verdadeiras origens da pandemia não tinham nada a ver com humanos.

Até pouco tempo atrás, supunha-se que chimpanzés com SIV no sangue não ficavam doentes. Humanos e macacos, contudo, sofrem de uma síndrome autoimune severa quando infectados pelos vírus correspondentes. Uma tentativa de explicar essas diferenças entre as espécies de primatas postula que, em humanos e macacos, o sistema imunológico responde de forma mais agressiva à infecção, aumentando, assim, a destruição das células e baixando as defesas. Mas os cientistas acabaram descobrindo chimpanzés nos quais o SIV causou a doença.

Não se sabe exatamente como o vírus passou do macaco para o homem ou por que demorou tantos anos para ocorrer um salto tão drástico nos números de infectados. Uma teoria sugere que o vírus precisa de uma concentração considerável de pessoas para se propagar com eficiência. A princípio, isso não teria sido possível na África, onde a população era bem dispersa até as cidades modernas começarem a aparecer. Acredita-se que a propagação partiu da cidade de Leopoldville (hoje Kinshasa), a maior na área nos primeiros anos do século XX e a capital do que hoje é a República Democrática do Congo. A Aids seria, assim, uma pandemia típica dos nossos tempos, propagada pela chegada do progresso em uma zona endêmica.

Análises das amostras mais antigas preservadas infectadas com HIV, que datam de 1959 e 1960, sugerem que a pandemia entre os humanos teria se iniciado nas primeiras décadas do século XX, com apenas alguns indivíduos infectados. A transmissão teria progredido exponencialmente, e por volta dos anos de 1960 deveria haver milhares de pessoas infectadas, todas elas ainda na África Central. Acredita-se que o vírus tenha viajado para o Haiti por volta de 1966 e, em 1969, entrado nos Estados Unidos através da imigração vinda da ilha. Mas a pandemia de Aids não começou a ser evidente até 1981, quando um grupo incomum de doenças afetando principalmente os homossexuais (entre elas a pneumonia causada pelo fungo *Pneumocystis* e um tipo raro de câncer de pele chamado sarcoma de Kaposi) começou a aparecer nos EUA. A princípio chamada de GRID (do inglês *Gay-Related Immunodeficiency*, imunodeficiência relacionada aos gays), a doença se espalhou com rapidez entre os quatro grupos de risco, chamados na época de Clube 4H: homossexuais, viciados em heroína, hemofílicos e haitianos.

O MITO DO "PACIENTE ZERO"

É dito que a Aids se espalhou com rapidez entre os homossexuais no começo dos anos de 1980 por causa do então chamado "paciente zero", um comissário de bordo muito promíscuo que relacionou-se sexualmente com pelo menos 40 dos primeiros indivíduos com Aids que foram detectados fora da África e do Caribe. Isso, contudo, é difícil de comprovar.

Uma briga de cientistas

Em 1983, os virologistas franceses Luc Montagnier e Françoise Barré-Sinoussi anunciaram que haviam descoberto um vírus que poderia ser a causa daquela epidemia estranha. No ano seguinte, o rival mais direto deles, o pesquisador norte-americano Robert Gallo, publicou uma série de artigos na prestigiosa revista *Science*, afirmando que tinha isolado um novo vírus em vários pacientes que era o causador da Aids e pertencia à família HTLV. Gallo também apontou que, alguns anos antes, seu laboratório havia descoberto que esses vírus induziam a leucemia. Dessa forma, o pesquisador decidiu chamar o novo vírus de HTLV-III. Mas os

ENTÃO, QUEM DESCOBRIU O HIV?

Assim que a poeira baixou depois da briga inicial, o consenso foi de que Montagnier e Barré-Sinoussi isolaram o vírus, mas foi Gallo que, pela primeira vez, estabeleceu por meio de experimentos que o HIV causava a Aids. Além disso, ele conseguiu cultivá-lo em laboratório e projetou o método científico para detectá-lo.

vírus encontrados na França e nos EUA revelaram-se ser os mesmos e, aos poucos, veio à tona que as similaridades com os vírus HTLV eram, na verdade, mínimas. Assim, um comitê de especialistas acabou decidindo chamar a descoberta de HIV, diante a oposição veemente de Gallo.

A disputa entre os cientistas pelo crédito de quem descobriu o HIV continuou crescendo. O problema não era apenas uma questão de quem ficaria com a glória, mas estava em jogo, também, uma quantidade imensa de dinheiro que seria gerada com os testes de detecção do vírus. A França e os Estados Unidos queriam isso para si, e a pressão dos políticos em ambos os países ficou aparente.

Foi necessária a mediação dos presidentes Ronald Reagan e Jacques Chirac para fazer com que os dois grupos de cientistas resolvessem suas divergências, em 1987. Eles concordaram em compartilhar as honras da descoberta, algo que foi anunciado com a publicação de um artigo conjunto na revista *Nature*. Nele, reconheciam que Gallo declarou em um congresso que um retrovírus era responsável pela Aids alguns meses antes de Montagnier publicar seu artigo identificando o vírus. Com esse gesto salomônico, concordaram, também, em dividir os resultados econômicos, uma vez que cada país receberia uma parte igual dos benefícios possíveis.

A controvérsia estava longe de terminar. Em 1989, um artigo publicado no jornal *Chicago Tribune* denunciou o fato de que o vírus que Gallo isolou era exatamente o mesmo que Montagnier e Barré-Sinoussi tinham identificado um ano antes. As amostras estudadas no laboratório de Gallo eram justamente as que os cientistas franceses tinham enviado a ele em um gesto de boa-fé, que é uma prática comum entre cientistas. Então, Gallo não tinha descoberto nenhum vírus novo e, portanto, não merecia glória alguma.

Uma investigação foi iniciada de imediato para definir se isso era, na verdade, um caso de fraude científica. Quando o processo foi concluído em 1993, Gallo foi capaz de demonstrar que os "erros" nos estudos dele não eram intencionais, uma vez que suas amostras foram contaminadas por acidente com o vírus francês. É provável que nunca venhamos a saber se Gallo recorreu de forma deliberada à trapaça para eclipsar o papel de Montagnier e de sua equipe. Contudo, uma vez que ficou claro que Gallo tinha usado o vírus de Montagnier em seus experimentos, o governo norte-americano foi processado pelo governo francês e teve de ceder uma cota nos *royalties* coletados com a venda dos testes de sangue licenciados por ele.

O Nobel da discórdia

Apesar da versão oficial dos eventos, quando metade do Prêmio Nobel de Medicina de 2018 foi dado pela descoberta do HIV, foram apenas Luc Montagnier e Françoise Barré-Sinoussi que receberam as medalhas de ouro. O comitê do Prêmio descartou por completo o papel de Gallo. A outra metade do prêmio foi para um campo diferente: a descoberta da conexão entre a infecção de HPV e o câncer cervical.

Montagnier certa vez declarou que gostaria que Gallo tivesse sido incluído no prêmio porque o merecia tanto quanto ele e Barré-Sinoussi. Várias cartas de apoio a Gallo, condenando o erro de julgamento feito pela academia sueca, foram publicadas em revistas especializadas, entre elas uma na *Science*, assinada por mais de 100 cientistas, alguns deles especialistas de renome na área. Gallo foi elegante ao confessar que estava desapontado por ter sido ignorado, mas, mesmo assim, parabenizou os colegas.

Além das suas contribuições na área do HIV, nos anos 1970 Robert Gallo participou das primeiras descobertas de cânceres relacionados ao vírus e, também, do IL-2, uma proteína central no sistema imunológico. Ele recebeu mais oito prêmios, entre eles o reconhecimento de maior prestígio no campo de pesquisa biomédica na América, o prêmio Lasker, que muitas vezes é precursor do Nobel. Na verdade, ele recebeu dois prêmios Lasker, e é a única pessoa a ter alcançado esse feito. Mas, fora seus méritos científicos, Gallo sempre teve a reputação de ser uma figura controversa. Alguns dos seus detratores o acusaram de atrasar por um ano a introdução nos Estados Unidos do método de detecção do vírus desenvolvido pelos cientistas franceses e alegaram que, como resultado disso, muitas pessoas foram infectadas pelo HIV por causa de transfusões de sangue contaminadas de doadores infectados. Outros argumentam que ele obstruiu a pesquisa sobre o HIV o máximo que pôde nos primeiros dias, chegando ao ponto de publicar dados falsos para enganar os concorrentes. No livro *And the Band Played on: Politics, People, and the AIDS Epidemic*, o pesquisador é descrito como obcecado por sua própria reputação e como alguém engajado na manipulação política para descreditar seus rivais. Cientistas que trabalharam com ele o descreveram anonimamente como egoísta e inescrupuloso, e seu laboratório foi apelidado de "covil de ladrões", como um feudo medieval em que também havia o rumor de que ele tinha pelo menos uma amante. Foi dito, ainda, que certa vez Gallo se vangloriou de gostar de contratar cientistas estrangeiros porque, se não fizessem o que ele mandava, poderia deportá-los. Além disso, foi acusado de roubar ideias confidenciais, se apropriar de descobertas de outras pessoas e sabotar amostras para que colegas não avançassem nas suas pesquisas. Como se não bastasse, algumas fontes dizem que o cientista tinha a mania de passar trotes telefônicos nos seus rivais no meio da noite.

O quanto dessas histórias é verdade e o quanto é lenda, só os envolvidos saberão. Que Gallo pareceu fazer por merecer seus inimigos, por qualquer razão que fosse, foi demonstrado não apenas pelo fato de não ter recebido o Prêmio Nobel, mas também por lhe ter sido negada, em seis ocasiões, a honraria mais importante dos Estados Unidos, que é a aceitação como membro da Academia Nacional de Ciências do país.

A infecção silenciosa

Além da sua variabilidade, o HIV tem outra arma poderosa: sua habilidade de infectar um tipo importante de célula do sistema imunológico (um glóbulo branco também conhecido como linfócito e, em especial, aquele com um receptor chamado CD4) e permanecer lá em estado "latente". Despercebido, ele fica parado esperando, sem se reproduzir ou matar a célula que invadiu, e dessa forma não pode ser destruído por nenhuma droga conhecida, nem por nossas próprias defesas.

Alguns anos depois da infecção original, o vírus latente será reativado e começará a se dividir, por razões que ainda não são totalmente claras. Isso acaba matando os linfócitos CD4 (causando, portanto, a queda na contagem de células, como é visto em exames de sangue) e levando à já conhecida perda nas defesas. Essa é a razão de a versão completa da doença, a Aids, se desenvolver apenas muito depois da infecção original de HIV.

FECHANDO AS FRONTEIRAS

Em 1987, os Estados Unidos adotaram uma medida muito criticada (banir a entrada no país de todos os estrangeiros HIV positivos) na tentativa de parar a propagação da Aids. Estudos subsequentes demonstraram que essa medida não teve utilidade real, e em 2008 o presidente George W. Bush assinou uma contraordem para revogar a lei. Mas outros países ainda têm medidas similares, entre eles a China, os Emirados Árabes e a Coreia do Sul.

Outro fato que contribui muito para a pandemia é que, durante esse período latente oculto, as pessoas infectadas, muitas vezes sem saber que têm o vírus na sua corrente sanguínea e sem tomar as precauções apropriadas, podem transmiti-lo para muitos outros. A OMS calcula que 80% das pessoas infectadas com HIV não sabem que estão contaminadas. O primeiro sinal de contágio pode ser confundido com uma gripe. Duas ou três semanas depois de o HIV entrar no corpo, o vírus acelera sua reprodução, o que causa sintomas semelhantes aos de uma gripe, que desaparecem em pouco tempo. Alguns meses depois há um equilíbrio entre o vírus e as células imunes que, com o passar dos anos, será perdido e tenderá em favor ao vírus.

Na fase visível da doença, que acontece assim que o vírus HIV tiver destruído células imunes, a pessoa que o contraiu começa a sofrer infecções secundárias graves e inesperadas. Por exemplo, bactérias que no geral coexistem de forma harmoniosa conosco começam a atacar o corpo quando o sistema imunológico não é mais capaz de controlá-las. O trato digestório é um dos lugares onde a perda das defesas é mais rápida e mais devastadora, sendo este o motivo de muitas infecções surgirem nessa região. Pneumonia (em especial um tipo causado pelo fungo *Pneumocystis*, que raramente é visto em casos que não são de Aids) e tuberculose são comuns. A frequência dos cânceres, em particular os linfomas, também aumenta. Uma vez que nenhum órgão escapa dos efeitos dessa demolição implacável do sistema imunológico, pode haver várias causas finais para a morte.

Sabe-se que homens e mulheres respondem de forma diferente ao vírus, contudo não se sabe de fato o porquê. Mulheres tendem a ter níveis menores de HIV do que homens nas suas correntes sanguíneas, mesmo assim a progressão delas para a Aids é mais rápida. Isso pode se dever ao fato de que o sistema imunológico das mulheres é ativado mais fortemente quando detecta o vírus, o que significa que os linfócitos são destruídos com mais rapidez. E acredita-se que a razão para isso seja hormonal.

Diagnósticos ágeis necessários

O diagnóstico de uma infecção de HIV é feito por meio do método ELISA, que detecta os anticorpos presentes na linfa (sérum ou soro) que o corpo humano gera contra o vírus. Assim, pessoas infectadas pelo vírus são chamadas de *soropositivas*. Se isso for confirmado depois usando outra técnica chamada Western blot, as margens de erro do diagnóstico são de menos de 0,003%. Há também processos mais simples e rápidos, mas não são tão sensíveis e são menos específicos do que o ELISA. Mesmo assim, são mais úteis nos países em desenvolvimento onde, muitas vezes, não há acesso aos equipamentos necessários para conduzir testes mais precisos.

Muitos países têm programas permanentes para oferecer testes gratuitos de HIV para adultos. Testes rápidos, que levam 15 minutos, tendem a ser usados, e se o resultado for positivo recomenda-se que a pessoa procure confirmar por outros meios mais precisos. A vantagem dos métodos rápidos é que não dependem de um conhecimento especial e podem ser usados em qualquer lugar, o que os torna ideais para o diagnóstico em países em desenvolvimento.

Ser capaz de ampliar o diagnóstico precoce para a maior parte do globo é um dos objetivos principais nos planos de prevenção à transmissão da doença. O American College of Physicians chegou a propor que todas as pessoas com mais de 13 anos deveriam ser testadas todos os anos. Em 2006, especialistas do governo dos EUA recomendaram a adoção de uma sistemática em que todos com idade entre 13 e 64 anos atendidos em centros de saúde do país deveriam ser testados rotineiramente para Aids, a menos que a pessoa solicitasse de forma explícita para não ser testada. Essa medida não foi implementada porque alguns estados exigem o consentimento por escrito para qualquer exame, e porque as operadoras de planos de saúde se recusaram a bancar os custos.

COMPANHEIROS ESTRANHOS

As peculiaridades do tratamento de Aids têm levado a algumas alianças bem incomuns que foram forjadas entre companhias farmacêuticas. Enquanto a Roche anunciou que estava parando suas pesquisas sobre Aids no início de 2009, as gigantes GSK e Pfizer fundiram suas divisões de pesquisa de novos medicamentos. Juntas, essas duas empresas produzem 20% de todos os antirretrovirais. Essa fusão tem um precedente. Já há alguns anos, a Gilead Sciences e a BSM têm vendido uma combinação de remédios chamada Atripla, que é hoje é uma das mais usadas.

De acordo com estimativas da OMS, tais iniciativas poderiam reduzir em até 95% as novas infecções em menos de uma década, caso fossem acompanhadas por medidas preventivas e uso imediato de tratamentos antirretrovirais para soropositivos. Se esses passos fossem dados, a pandemia de Aids poderia ser parada em provavelmente 50 anos. O problema é que isso seria caro (chegando a 3,4 bilhões de dólares por ano), mas, de qualquer forma, tais iniciativas demonstram a importância do envolvimento social e do trabalho de campo para tornar os avanços da medicina disponíveis para todos, seja na forma de diagnósticos ou de tratamentos. Doenças como a Aids, que afetam os grupos sociais mais pobres, demandam o envolvimento de governos, associações e ONGs, caso haja o interesse de erradicá-las. A ciência sozinha não é suficiente. O ativismo social no caso da Aids tem sido uma vantagem desde o início da pandemia e tem contribuído de modo significativo para o sucesso de medidas de contenção que são aplicadas atualmente.

O tratamento milagroso... que não cura

Até o momento, não há cura para a Aids. A medicina conhecida não pode eliminar o HIV de uma pessoa infectada. Mesmo assim, demos um jeito de encontrar uma solução aceitável: um conjunto de drogas chamadas *antirretrovirais*, que impedem o HIV de se reproduzir e o mantêm sob controle.

Os antirretrovirais têm reduzido muito a mortalidade. O primeiro a ser descoberto, em 1987, foi a zidovudina (ZDV), também conhecida como azidotimidina (AZT), mas o tratamento com uma única droga implicou no desenvolvimento rápido de uma resistência pelo vírus. Apenas em 1995 apareceu uma nova classe de antirretrovirais, inibidores de proteínas, e mais duas drogas foram combinadas ao tratamento. Modelos matemáticos complexos tornaram possível prever que um coquetel de três drogas seria a abordagem mais eficaz, e isso foi demonstrado em 1996. O HIV é bem sensível a essas drogas, o que mantém os níveis de vírus no sangue abaixo do mínimo por um tempo longo e, alguns dizem, talvez pela vida toda. Isso representa uma mudança qualitativa importante, e o tratamento tem melhorado desde então. Atualmente, há 25 drogas antirretrovirais, de sete tipos diferentes, que foram aprovadas para o combate do HIV. Em vez de ser uma sentença de morte inescapável, como era no princípio, a Aids se tornou uma doença crônica.

O tratamento atual segue um modelo chamando HAART (sigla do inglês *Highly Active Antiretroviral Therapy*, terapia antirretroviral altamente eficaz) e consiste de, pelo menos, três drogas de no mínimo dois tipos. Esse tratamento é especialmente eficaz na prevenção da transmissão da mãe para o bebê se oferecido durante a gravidez e nos seis primeiros meses de vida do filho. Com isso, a possibilidade de infecção cai de 30% para apenas 2%. Um dos obstáculos é o custo alto do

MAIS OPÇÕES

Os antirretrovirais novos e melhores que atacam os pontos fracos do vírus são produzidos constantemente. Por exemplo, o Raltegravir, que foi aprovado nos EUA em 2007 e já estava em uso na Austrália, finalmente chegou à Europa em 2008. É o primeiro de uma nova classe de antirretrovirais chamada de inibidores de integrase e foi provado eficaz em pacientes que mostraram resistência a outros tratamentos. O primeiro teste clínico, que durou dois anos e foi publicado no segundo semestre de 2009, demonstrou uma atividade anti-HIV bem potente e poucos efeitos colaterais de curta duração.

tratamento, que é para a vida toda. Como resultado, ele não chega às pessoas que vivem em países mais desfavorecidos, que são justamente os locais com mais infectados. Não é de surpreender que os maiores índices de crianças com Aids sejam encontrados na África subsaariana, enquanto em países como os Estados Unidos a mortalidade infantil ligada à Aids diminuiu 90% nos últimos vinte anos.

Se não for tratada, a Aids mata, em média, nove meses depois de os primeiros sintomas surgirem (por volta de 12 anos após a infecção). Antirretrovirais podem prolongar este período quase que indefinidamente. Se alguém for infectado por volta dos 20 anos e começar a tomar os antirretrovirais antes de a contagem de células imunológicas cair muito, a expectativa de vida pode ser em torno de 63 anos (20 anos a menos do que o normal). Contudo, mais de 50% dos pacientes não podem se beneficiar do tratamento por causa de intolerância, de efeitos colaterais das drogas ou por terem sido infectados por um tipo resistente de HIV.

Uma dificuldade adicional é decidir quando o tratamento HAART deveria começar. Originalmente, era postergado ao máximo para evitar efeitos colaterais. Estudos recentes, contudo, recomendam o início bem antecipado. O sinal para iniciar o tratamento antirretroviral é quando os linfócitos CD4 caem abaixo do nível mínimo (350 células por mililitro cúbico de sangue, enquanto a quantidade normal é de 1.200). Se o tratamento é oferecido mais cedo, quando as células ainda estão em um nível acima de 500 por mililitro cúbico, as chances de a Aids não aparecer são quase que certamente melhores. Algumas pessoas acreditam que, se a infecção for controlada com rapidez e o tratamento tiver a agressividade necessária, será possível eliminar o vírus do organismo. Mas, quanto mais o tempo passa, fica mais difícil que isso aconteça.

Alinhada a esses princípios, uma medida preventiva chamada PrEP (sigla do inglês *Pre-Exposure Prophylaxis*, profilaxia pré-infecção) foi produzida com a ideia de administrar drogas contra o vírus como medida preventiva para pessoas que ainda não estão infectadas mas são membros de um grupo de risco. A combinação de dois ou três antirretrovirais clássicos (sendo o mais conhecido deles o Truvada, produzido pela Gilead) é administrada, e acredita-se que a proteção oferecida por esse tratamento seja de quase 100%. Apesar de ser bem útil, o PrEP só está disponível em alguns países, e seus preços são proibitivos nas áreas onde seria mais necessário.

Efeitos colaterais

Alguns pacientes vêm recebendo o tratamento HAART há décadas, mantendo, assim, a infecção sob controle. Uma vez que os antirretrovirais são conhecidos há um período relativamente curto de tempo, ainda não sabemos as consequências de longo prazo de tomar de forma contínua essas drogas tão agressivas ou mesmo se tais efeitos seriam permanentes. Contudo, outros tipos de tratamento, como aqueles normalmente administrados com o PrEP, não parecem ter efeitos significativos.

É sabido, por exemplo, que todas essas drogas afetam os níveis de lipídios (colesterol e triglicérides). Contudo, foi descoberto recentemente que há aumento de casos de doenças cardíacas e hepáticas, câncer e diabetes entre os soropositivos que vêm recebendo o tratamento por um período longo de tempo, mesmo que ainda não seja provado que os dois fenômenos estão relacionados. Há também um aumento de cânceres, em especial no fígado, pulmão, ânus, bem como melanomas e linfoma de Hodgkin, sendo que nenhum desses está, a princípio, relacionado com o vírus (enquanto o sarcoma de Kaposi e o linfoma não Hodgkin com certeza estão). Ainda não sabemos os motivos.

Além desses efeitos colaterais, há outros que, apesar de talvez serem menos graves, ainda podem afetar de modo significativo a qualidade de vida do paciente. Um exemplo é a lipodistrofia, uma distribuição anormal da gordura no corpo, que é observada em quase metade das pessoas que recebem o tratamento HAART. Os pacientes perdem gordura no rosto e nas extremidades e a acumulam no torso, a ponto de ser considerada uma deformidade. Com o desaparecimento da gordura do rosto, as bochechas ficam afundadas, deixando os soropositivos com a aparência cadavérica típica que é associada à infecção, revelando assim sua doença e, talvez, causando um estigma social. Acredita-se que esses sejam efeitos colaterais diretos da atividade do antirretroviral, talvez combinados com os sintomas do vírus em si.

Grupos de pesquisa como os da Dra. Marta Giralt e do Dr. Francesc Villarroya, na Universidade de Barcelona, estão estudando as bases moleculares desse problema nos tecidos adiposos na esperança de encontrar a causa e elaborar um possível tratamento. Graças a essas pesquisas e às de outros grupos de especialistas ao redor do mundo, sabe-se que a aparição desse problema pode ser prevenida até certo ponto, ao evitar determinadas combinações de drogas antirretrovirais. "Ao decidir por um tratamento, é importante ser capaz de analisar o potencial de drogas antirretrovirais diferentes de afetar o metabolismo lipídico", diz a Dra. Giralt. "Conduzimos estudos com células de gordura em laboratórios para determinar a combinação menos tóxica para os pacientes. Esses estudos voltados para averiguar o mecanismo que causa a lipodistrofia podem, também, nos ajudar a entender as doenças ligadas à gordura, como as associadas à obesidade."

Enquanto não são encontradas soluções farmacêuticas, a cirurgia é, até então, a melhor opção. O grupo liderado pelo Dr. Joan Fontdevila, chefe do Serviço de Cirurgia Plástica no Hospital Clínic, em Barcelona, é um dos pioneiros da técnica cirúrgica complexa usada nesses casos. O problema é solucionado injetando-se nas bochechas um tipo de tecido sintético ou, melhor ainda, gordura colhida do próprio paciente, como do abdome ou do peito. "Normalizar a aparência do paciente vai além de um retoque cosmético frívolo", observa Joan Fontdevila. "É tão ou mais importante do que o tratamento antirretroviral. Drogas podem controlar a doença, e a cirurgia reconstrutiva previne a aparição de traumas psicológicos associados à rejeição." Esses traumas podem levar a problemas como ansiedade ou depressão, que afetam a motivação dos pacientes para continuarem com seu tratamento antirretroviral. "As repercussões dessa doença são importantes na família do paciente e na vida profissional", diz Fontdevila. "Um tratamento não deveria ser planejado sem o outro." Alguns países, como a Espanha, o Reino Unido e a França, entenderam que isso é verdade e hoje oferecem cirurgias para os pacientes com lipodistrofia se considerarem necessário.

O FALSO "SUPERVÍRUS"

Em 2005, os jornais noticiaram o caso de um homossexual em Nova Iorque que se descobriu ter um tipo de HIV resistente a todos os tipos de drogas conhecidas. Além disso, parecia que ele era capaz de manifestar a Aids já poucos meses após a infecção e não anos depois, como o padrão tradicional. A temida e irrefreável epidemia de "supervírus" (como a imprensa norte-americana chamou) era o assunto do momento na cidade.

Depois de muitos estudos genéticos, foi descoberto que o suposto supervírus não era nem novo nem mais agressivo que os outros tipos. A razão para o paciente desenvolver Aids com tanta rapidez provavelmente se devia a outras razões (a promiscuidade pode ter permitido que a infecção fosse de uma cepa mais agressiva, ou o uso de drogas que debilitam as defesas etc.).

O vírus fica mais perigoso

É difícil encontrar um vírus que seja insensível a todos os antirretrovirais usados atualmente, mas também é verdade que o HIV está começando a desenvolver resistência a alguns deles. Calcula-se que entre 5% e 15% das novas infecções são causadas por vírus que apresentam algum tipo de resistência. No momento, novos sistemas de diagnóstico estão sendo desenvolvidos para detectar melhor esses vírus e avaliar até que ponto são um risco à saúde.

Além da resistência, infecções por HIV são notoriamente mais agressivas hoje do que eram 20 anos atrás. Em outras palavras, quando os soropositivos vão para os hospitais e descobrem ter o vírus, a contagem de células imunes deles é mais baixa. Isso pode ser explicado pelo aumento da virulência nas formas do HIV que circulam atualmente. De fato, nos últimos anos, casos da chamada Aids fulminante têm começado a aparecer em pacientes que desenvolveram imunodeficiência pouco tempo depois de serem infectados. Se não são tratados a tempo, a morte é iminente. Na Europa, os primeiros casos de Aids fulminante foram vistos na primeira década deste século. Acredita-se que tenha resultado da combinação desse vírus mais potente com um sistema imunológico já enfraquecido. Por sorte, as variantes mais agressivas são raras e não são transmitidas com facilidade entre as pessoas. Assim, não parece haver um perigo iminente de nível global, mesmo que casos isolados continuem aparecendo.

Tratamentos para o futuro

O HAART não será uma solução eficaz de longo prazo para a Aids porque, dadas as suas características, não é acessível a todos que precisam dele. Em 2006, a OMS estabeleceu a meta de que todos deveriam ter acesso ao tratamento antes de 2010, mas isso logo se mostrou otimista e, ainda hoje, é um objetivo que está longe de ser atingido. Um dos problemas é a economia. Para tratar todos os infectados, seria necessário fazer um investimento no montante de 90 bilhões de dólares (uma vez que o custo do tratamento chega perto de 23 mil dólares por ano por pessoa). É, portanto, necessário continuar pesquisando para encontrar drogas melhores do que o HAART e descobrir formas de eliminar o vírus de maneira que não seja necessário continuar com o tratamento para sempre.

O tratamento experimental com os resultados mais encorajadores até agora é o transplante de medula óssea. Como acontece algumas vezes, a descoberta foi mais ou menos acidental. Um paciente de 42 anos com leucemia e também HIV positivo recebeu um tratamento de células-tronco de medula óssea, uma das opções mais promissoras para o tipo de câncer que ele tinha. Mas o Dr. Gero Hütter, o hematologista que o estava tratando, teve uma ideia. Uma vez que ele teria de receber células de um doador, por que não procurar um com resistência genética à Aids? Sabe-se que um número reduzido de pessoas não é infectado facilmente com HIV, contudo a razão disso não é muito clara. Um fator considerado determinante é uma certa variação no gene CCR5, encontrado em 1% dos europeus. O CCR5 é um dos receptores na superfície das células imunes em que o HIV entra, mas o vírus não reconhece com facilidade os receptores com essa variação e, assim, não consegue entrar nessas células. O Dr. Hütter descobriu este perfil específico nos bancos de dados, entre 80 que tinham compatibilidade genética com seu paciente. O transplante foi um sucesso. Quando a história foi divulgada em novembro de 2008, dois anos após o paciente ter recebido as células-tronco, não havia traços detectáveis de HIV na corrente sanguínea dele, mesmo sem ele ter recebido o tratamento para a doença. E tampouco havia sinais de leucemia. Em março de 2019 foi anunciado um segundo caso, no Reino Unido, de um paciente soropositivo com linfoma de Hodgkin, que não tinha mais traços de vírus um ano e meio depois de um transplante de medula óssea similar ao usado no paciente de Hütter.

Até o momento, esses são casos isolados. Além disso, no segundo caso, o tempo transcorrido foi muito curto para garantir que o vírus não reaparecerá. Mais experimentos são necessários para analisar se as células-tronco de medula óssea podem de fato ser um tratamento eficaz. O maior problema é que o transplante é um procedimento arriscado e com possíveis efeitos colaterais que são bem mais graves do que os dos antirretrovirais. Assim, não é recomendado na maioria dos casos, sendo este o motivo de só ter sido testado até o momento quando foi um tratamento necessário para um paciente soropositivo que também tinha leucemia. Ainda é necessário descobrir mais sobre os fatores que determinam a resistência ao HIV para selecionar melhor os doadores, mas essa é uma técnica que pode ser útil no futuro, pelo menos para alguns pacientes.

Seria ideal, é claro, alcançar o mesmo efeito sem os riscos associados. A Pfizer comercializa nos Estados Unidos e na Europa uma droga com inibidor CCR5 chamada Maraviroc, e outras indústrias farmacêuticas estão trabalhando em linhas similares. O Maraviroc pode ser bem eficaz se oferecido em conjunto com outras drogas. Seguindo esses princípios, testes estão sendo conduzidos com técnicas de terapia genética. A ideia é pegar células do sistema imunológico de um paciente, modificá-las geneticamente em laboratório (eliminando, por exemplo, o gene CCR5, que torna a pessoa suscetível à infecção por HIV) e, então, injetá-las de volta. Mas, até agora, pouco se sabe sobre a eficácia desses métodos.

Outras iniciativas em fase experimental incluem converter células-tronco em células imunes para substituir as dos pacientes. Outra tentativa é aplicar no tratamento da Aids a técnica de interferência de RNA (RNAi). O mecanismo é baseado em pequenos fragmentos de RNA capazes de inibir especificamente as funções de um gene. No caso da Aids, a ideia é usar o RNAi para suprimir a multiplicação do vírus. Por exemplo, um objetivo é aplicar o RNAi nas células da vagina para, dessa forma, prevenir a entrada do HIV.

Por fim, outro campo promissor é o dos "reativadores" virais. Como já foi dito, uma das características do HIV é sua habilidade de ficar escondido dentro das células de tal forma que as drogas não conseguem destruí-lo. Algumas substâncias descobertas recentemente podem forçar o HIV a sair da sua latência e fazê-lo se replicar de novo, tornando-o, assim, suscetível aos antirretrovirais mais uma vez. A combinação de reativadores e antirretrovirais pode tornar possível a "limpeza" do vírus no corpo com mais eficiência e, em teoria, pode até eliminá-lo por completo. O primeiro reativador descoberto, HMBA, tinha muitos efeitos colaterais. Está também em estudo outro medicamento chamado SAHA, que poderia ser uma alternativa menos tóxica. E outra possibilidade é a combinação do HAART com certos tratamentos de quimioterapia similares àqueles usados contra o câncer, também pensado para eliminar os vírus dormentes.

Em uma conferência científica no início de 2020, foi anunciado que o HIV tinha sido eliminado em um brasileiro de 36 anos que havia testado positivo. Conhecido como "paciente de São Paulo", ele recebeu uma terapia intensiva de antirretrovirais em conjunto com nicotinamida, um reativador em potencial do vírus por 48 semanas, seguidos por três anos da terapia-padrão. Depois disso, o tratamento dele foi interrompido, e surpreendentemente os níveis virais não se elevaram novamente, como é normal acontecer depois de parar a terapia de antirretrovirais. Na época em que o caso foi anunciado, o paciente de São Paulo estava completamente livre do vírus havia 66 semanas. Outras quatro pessoas que participaram do mesmo teste clínico não tiveram tanta sorte e apresentaram recaída, portanto o paciente de São Paulo é o terceiro das únicas três pessoas que se curaram da infecção. Não há respostas ainda para as questões de por que esse tratamento em especial funcionou para ele e se os efeitos serão permanentes.

Um caso similar foi anunciado em 2014. O "bebê do Mississippi", uma garota nascida de uma mãe infectada que foi tratada com antirretrovirais imediatamente depois do nascimento. Quando o tratamento com as drogas foi interrompido, 18 meses depois, não havia sinal do vírus. Contudo, depois de 27 meses, a infecção reapareceu. Isso mostra que o HIV pode se esconder no corpo por um período longo sem ser detectado, o que eleva a necessidade de cautela sobre todos aqueles pacientes considerados "curados". Acompanhamentos de longo prazo serão necessários antes de se ter certeza sobre esses sucessos aparentes.

E a famosa vacina?

Apesar de todos esses tratamentos, uma vacina seria a forma mais eficaz de bloquear o avanço da pandemia. Mas, depois de mais de três décadas de pesquisa, ainda não estamos nem perto de conseguir uma, como o laureado pelo Nobel e virologista David Baltimore ressaltou alguns anos atrás. Françoise Barré-Sinoussi com frequência declara que ainda estamos bem distantes de ter uma vacina, acrescentando que é preciso muito mais trabalho básico em laboratórios e testes clínicos se quisermos obtê-la algum dia. Algumas estimativas afirmam que não teremos uma vacina por mais uma década, enquanto outros são mais pessimistas. É difícil fazer previsões como essa. Basta relembrar o anúncio do secretário de Saúde dos Estados Unidos, em 1984, de que a vacina estaria pronta em dois anos.

A boa notícia é que várias vacinas estão passando por testes clínicos no momento e já estão em fases avançadas. Talvez uma dessas se revele eficaz mais cedo do que esperamos. O obstáculo maior a ser superado, como foi dito no início deste capítulo, é a variabilidade grande do vírus, bem como sua grande habilidade de se alterar com rapidez suficiente para driblar as respostas imunológicas do corpo humano. A vacina perfeita precisaria gerar anticorpos diferentes capazes de lidar com todas as formas que podem continuar aparecendo. Outro fator é que o HIV ataca precisamente a melhor maneira que temos de combatê-lo: o sistema imunológico. Por mais que sejamos capazes de ativá-lo com uma vacina, se o vírus destruir uma parte considerável do sistema imunológico, a resposta do corpo nunca será suficiente.

O caminho para alcançar uma vacina contra o HIV é repleto de fracassos. Por exemplo, a Merck cancelou os testes clínicos que estava conduzindo em parceria com Instituto Nacional de Saúde dos Estados Unidos em razão dos resultados negativos que obtiveram com uma das possíveis candidatas, chamada Ad5. As pesquisas com essa vacina foram abandonadas em 2017. Essa foi apenas a segunda vacina que chegou a ser testada com humanos em um estudo dessa escala e, como seu predecessor, foi um fracasso retumbante. Em 2020, os resultados para a candidata no teste da HVTN 702 foram mais decepcionantes ainda. Mas, uma década antes, os testes clínicos da RV 144 tiveram sucesso limitado com a vacina que mostrou alguma proteção, mas ainda insuficiente. Outros testes continuam com versões modificadas dessa vacina, e os resultados são esperados para 2021.

Essa série de fracassos tem sido interpretada por alguns especialistas como um sinal para retornar ao laboratório e continuar estudando novas possibilidades e pontos de vista diferentes dos que vinham sendo trabalhados. As linhas antigas de pesquisa, que em algum momento foram aparentemente promissoras, não ficaram à altura das expectativas. Outros, temendo consequências piores ainda, acreditam que todos esses retrocessos são prova da impossibilidade prática de se encontrar algum dia uma solução para o problema. A Iniciativa Internacional pela Vacina da Aids (em inglês, *International AIDS Vaccine Initiative*, IAVI), sediada em Nova Iorque, coordena pesquisas de laboratórios que estão trabalhando na área no mundo todo, além de prover apoio financeiro. Alguns anos atrás, a entidade estava financiando uma quantidade razoável de testes clínicos, mas agora divide seu orçamento por igual entre testes e pesquisa básica de laboratório. Mesmo assim, pelo menos 40 outras vacinas estão em fases diferentes de desenvolvimento, entre elas algumas em estágios mais avançados.

Dado o risco econômico considerável envolvido, a maior parte do financiamento de pesquisa na área vem do setor público. Em 2006, foram 883 milhões de dólares (com os Estados Unidos contribuindo com 225 milhões todos os anos), enquanto as contribuições privadas somaram apenas 79 milhões. Investidores não gostam de colocar seu dinheiro em um produto que muitos consideram não ter nenhuma chance plausível de sucesso. Mesmo assim, há algumas iniciativas privadas como o Instituo Ragon na região de Boston, que é financiado com 100 milhões de dólares doados por um ex-aluno do Massachusetts Institute of Technology (MIT) que se tornou bilionário com uma empresa de *software*.

Mas ainda há tentativas diferentes a pôr em prática. Algumas pessoas, depois de serem infectadas, são capazes de produzir anticorpos contra o HIV que são poderosos o suficiente para prevenir a infecção em animais de laboratório. Esse grupo pequeno de pacientes que têm defesas mais fortes é capaz de bloquear o vírus sem ajuda médica. Alguns deles têm conseguido isso há mais de 25 anos. Acredita-se que um em cada 300 infectados faça parte dessa chamada "elite" que pode vencer o vírus e por volta de 5% dos pacientes soropositivos nunca tenham desenvolvido Aids. É possível que eles sejam a chave para explicar como nosso sistema imunológico pode lutar contra a Aids. Se descobrirmos o que os torna diferentes das outras pessoas, a chance de encontrar uma vacina ou outra forma de lidar com o vírus pode ser muito melhor.

De acordo com alguns estudos, o sangue deles tem uma variedade grande de anticorpos, mais de 400 tipos diferentes que, individualmente, não são muito potentes, mas, ao agirem juntos, são melhores para manter o HIV cercado do que anticorpos mais especializados e mais agressivos. A maioria das vacinas que vêm sendo estudas atualmente tenta induzir anticorpos potentes específicos, que são de apenas quatro tipos diferentes. Alguns especialistas agora sugerem que é necessário encontrar uma forma de forçar o corpo a produzir uma variedade maior de anticorpos simultaneamente, imitando, assim, o que acontece com esses pacientes de elite. Outros estudos confirmam que a indução contínua de níveis baixos de anticorpos pode ser mais eficaz do que tentar produzir uma resposta imunológica poderosa.

Em março de 2020, pela primeira vez uma vacina experimental gerou esses anticorpos de capacidade neutralizante ampla nas células humanas. Esse é apenas um passo inicial no processo, um estudo de Fase I, mas é um candidato promissor que pode ter um desempenho melhor em testes clínicos posteriores.

A defesa é o melhor ataque

Na ausência de uma vacina ou de curas, a prevenção é a melhor estratégia no momento, e isso só pode ser solucionado com um envolvimento

SELEÇÃO NATURAL (COM UM POUCO DE AJUDA DOS VÍRUS)

O fato de certas espécies de primatas serem infectados com frequência pelo vírus da imunodeficiência símia (SIV) sem nunca desenvolver a doença sugere que, em algum ponto da história, a SIV atuou como seletor poderoso.

Muitos anos atrás, é provável que houvesse uma população de "elite" entre os macacos SIV-resistentes, talvez apenas 5% do total. Uma vez que o vírus se propaga com facilidade, só essa elite teria sobrevivido. O restante teria morrido da infecção. Assim, nos dias de hoje os macacos seriam descendentes desses 5% resistentes originais.

Isso é uma forma interessante que as espécies têm para superar ataques de microrganismos, graças à seleção natural, algo que é possível que tenha acontecido várias vezes ao longo do tempo, até mesmo entre os humanos. Naturalmente, esperar que alguns poucos indivíduos sobrevivam e, então, repovoem o planeta, não é uma solução viável nos nossos tempos.

amplo em níveis políticos e sociais. Para prevenir o contágio por sangue, vários programas estão em andamento para impedir a reutilização de seringas e testar doadores de sangue. No caso da transmissão de mãe para filho, são feitas cesarianas para prevenir o contágio durante o nascimento, antirretrovirais são prescritos e o aleitamento materno é evitado. Essas precauções têm apresentado resultados muito bons.

Os preservativos ainda são a forma mais útil de prevenir a transmissão sexual. Apesar das campanhas intensas no decorrer das décadas, o uso de preservativos não é amplo o suficiente em áreas de risco como a África subsaariana ou o sudeste da Ásia. A oposição moral de certos grupos religiosos compõe grande parte do problema.

Outra área de prevenção é a dos *microbicidas*, no formato de cremes aplicados na vagina antes da relação sexual. Eles têm a vantagem de a mulher poder usá-los sem pedir a cooperação do parceiro, fator impor-

PREVENÇÃO RADICAL

Na Indonésia, onde a Aids está se espalhando rápido, houve uma proposta em 2008 de "marcar" as pessoas soropositivas com um *microchip* para que fossem sempre monitoradas. A princípio, o objetivo era aplicar a medida em 1% a 2% dos infectados e multá-los ou até prendê-los, caso fosse descoberto que transmitiram de propósito o vírus para outras pessoas. O governo arquivou esses planos quando a comunidade internacional os criticou duramente por não respeitarem os direitos humanos.

Em 2009, um membro do Parlamento da Suazilândia, onde 26% da população é infectada, sugeriu que os soropositivos fossem tatuados nas nádegas, uma versão menos tecnológica do *microchip*, contudo com o mesmo nível de discriminação. A ideia foi proposta antes e, também dessa vez, muito criticada.

tante em lugares em que o uso do preservativo não tem boa aceitação. Os microbicidas formam uma barreira física que previne o vírus de entrar nas células da vagina. Esses cremes se tornaram ainda mais importantes desde que se descobriu que as paredes da vagina não são uma barreira tão eficaz contra a entrada do vírus como se pensava originalmente. A Fundação Bill & Melinda Gates doou 100 milhões de dólares para que esse tipo de proteção pudesse ser mais estudado e mais bem desenvolvido. O governo do Reino Unido contribuiu com mais 30 milhões, mas as empresas farmacêuticas não investiram muito; assim, 90% do financiamento, mais uma vez, veio do setor público. Contudo, testes clínicos diversos estão em andamento na atualidade, e espera-se que esse número dobre no futuro próximo. A possibilidade de microbicidas retais também é estudada. Ainda não se sabe se serão tão úteis, uma vez que as paredes do reto são mais frágeis e mais difíceis de proteger do que as da vagina.

O estudo de microbicidas teve um revés em 2008, quando o primeiro teste em larga escala com um chamado Carraguard se revelou uma forma de prevenção menos eficaz do que o esperado. Dos cinco testes clínicos em andamento na época, dois foram interrompidos, um deles porque o creme teve os efeitos opostos ao desejado. Um problema é que, devido aos seus componentes, os cremes podem causar irritação e inflamação nas áreas onde é aplicado, o que facilita a entrada do HIV. O primeiro teste clínico com resultado positivo foi finalmente anunciado em fevereiro de 2009. O chamado PRO2000 reduziu o risco de infecção em 30%. O dado ainda é recente e não é muito relevante em termos estatísticos, mas deu uma esperança nova para os pesquisadores.

Uma estratégia que possui eficácia evidente na obstrução do vírus é a circuncisão. Um estudo de 2007 demonstrou que homens circuncidados eram 60% menos propensos a infecções por Aids. Em outras palavras, se todos os homens dos grupos de risco fossem circuncidados, 60% das mortes poderiam ser evitadas nos próximos 20 anos. A explicação é que a área do prepúcio é especialmente sensível ao vírus e muitas infecções começam ali. Ainda assim, parece que isso se aplicaria apenas a heterossexuais, uma vez que os estudos demonstram que não existe diferença significativa entre os homossexuais. Também não há indicação de que isso protegeria as mulheres com quem os homens circuncidados têm relações sexuais. Um perigo é que a circuncisão possa dar uma sensação falsa de segurança, o que poderia levar a uma diminuição do uso de preservativos. Assim, a longo prazo, pode ser contraproducente.

Apesar de ser uma intervenção comum e sem muitas complicações, algumas culturas africanas se opõem à circuncisão, o que dificulta sua aplicação nos lugares onde seria mais eficaz. Em países como a Nigéria, onde a comunidade é predominantemente muçulmana (com homens circuncidados e menos liberdade sexual), a porcentagem de pessoas infectadas é 0,7%, enquanto em Botsuana, onde a quantidade

UMA PREVENÇÃO REMUNERADA?

Em 2008, o Banco Mundial criou uma nova estratégia de prevenção: pagar as pessoas para se protegerem. A ideia é simples. Para fazer com que os grupos de risco tomem precauções, a instituição pagaria um valor em dinheiro todas as vezes que testassem negativo para o HIV. Isso seria acompanhado por ações educativas para tornar os riscos da infecção conhecidos. Um teste clínico de três anos foi conduzido na Tanzânia para verificar se a estratégia, que já era motivo de controvérsia considerável, poderia ser útil.

de circuncidados é menor e as relações sexuais múltiplas são comuns, os soropositivos representam 25% da população.

MITOS E VERDADES

Uma pessoa sob tratamento para Aids não pode infectar outra por meio do contato sexual

Essa ideia é encorajada por estudos que mostram que antirretrovirais inibem a secreção do vírus nos fluidos sexuais. Alinhada com essas descobertas, a Suíça anunciou que soropositivos não precisavam usar preservativos se estivessem sendo tratados.

Publicado no segundo semestre de 2008, outro estudo usando modelos matemáticos mostrou que, apesar de ser verdadeiro que o risco de infecção é menor, ninguém deveria ser aconselhado a parar de usar proteção porque, em uma população grande, isso resultaria em até quatro vezes mais infecções do que na situação atual.

De onde vem o dinheiro?

Os Estados Unidos são o maior doador de recursos na luta contra a Aids. De 2003 a 2008, o país investiu 18,8 bilhões de dólares em tratamentos e prevenção e contribui anualmente com 3 bilhões para o fundo de pesquisa básica. O presidente do Plano de Emergência para a Redução da Aids (*Emergency Plan for AIDS Relief*, PEPFAR), o programa responsável por redistribuir esses rendimentos, foi capaz de tratar mais de 2 milhões de pessoas infectadas pelo mundo. Espera-se que o número aumente em breve para 2,5 milhões, o que representaria a prevenção de pelo menos 12 milhões de novas infecções. Entre 2004 e 2007, o PEPFAR conseguiu reduzir o número de mortes de Aids em 10% em 12 países da África, ao custo de 2.700 dólares por vida salva.

O ex-presidente Barack Obama anunciou durante sua campanha eleitoral que destinaria 1 bilhão de dólares por ano para o PEPFAR, mas, quando veio a crise econômica, o valor teve de ser cortado. O mesmo aconteceu em outros países. Apesar de o valor investido em países em desenvolvimento ter aumentado cinco vezes de 2002 a 2008, tem sido difícil continuar o financiamento no mesmo ritmo. Por exemplo, em

2009, o orçamento para pesquisa em desenvolvimento da vacina caiu pela primeira vez desde 2000.

Em junho de 2009, o PEPFAR tinha um novo diretor e passou por cortes na maioria dos programas como forma de se adaptar ao novo orçamento. A meta, então, era alocar mais recursos na prevenção do que no tratamento, o contrário do que vinha fazendo. Além disso, parte do orçamento passou a ser dedicada ao combate da malária e da tuberculose, ao mesmo tempo que também era investida em melhorar a saúde e a educação no geral.

UM PRESENTE COM VÁRIAS CONDIÇÕES

O trabalho do PEPFAR começou em meio a controvérsias. As regras para a distribuição do dinheiro do fundo especificavam que grande parte tinha de ser alocada na promoção da abstinência e que os beneficiados tinham de condenar a prostituição. Na prática, isso significa que as prostitutas não poderiam ser tratadas, sendo que elas constituem um dos principais grupos de risco. Foi provado que tais iniciativas não têm utilidade para frear a pandemia. O Congresso dos Estados Unidos eliminou essa estipulação em 2008, mas o programa prosseguiu financiando certas organizações religiosas que pregam a abstinência. E aqui vai um fato curioso: o primeiro chefe do PEPFAR teve de pedir demissão depois de ser descoberto que era ligado a uma rede de prostituição.

Negacionistas: tão perigosos quanto o vírus

Desde os primeiros dias da epidemia, há grupos, cientistas eminentes entre eles, que se recusam a acreditar que o HIV causa Aids. Lá em 1984, um artigo foi publicado em um periódico científico sério alegando que a Aids era, na verdade, uma epidemia de histeria coletiva. Falando de forma lógica, o negacionismo poderia fazer sentido quando a maior parte dos detalhes sobre a doença ainda era desconhecida, mas, com passar do tempo e com mais informações, o número de pessoas que não acreditam na doença aumentou em vez de diminuir.

As teorias dos negacionistas foram desmontadas uma a uma, vez após outra (por exemplo, ainda é possível ver as refutações no *site* www.aidstruth.org, que estava ativo até 2015), assim, não há mais nenhuma base científica para sustentar a ideia de que o HIV não causa a Aids. Muitos negacionistas acabaram por aceitar a realidade e abandonaram suas ideias, mas outros obstinados seguiram ignorando os fatos. As estratégias dos negacionistas foram comparadas com aquelas de pessoas que contestam a teoria da evolução, aquelas que alegam que o aquecimento global não está acontecendo e até as que ainda acreditam que as vacinas causam autismo. O erro em comum dessas alegações é se apegar apenas às evidências que lhes interessam e ignorar as muitas provas que demonstram o contrário.

MITOS E VERDADES

Vitaminas são eficazes no combate à Aids

Apesar de indicado por algumas pessoas que não são fãs dos antirretrovirais, o tratamento com vitaminas não é nem uma cura para a Aids, nem uma forma de controlá-la.

Em junho de 2008, um juiz da África do Sul deu uma sentença contrária à promoção do uso de vitaminas como substituto dos antirretrovirais como estratégia para a prevenção e o tratamento da Aids. Esse foi outro golpe para aqueles que, aproveitando-se do fato de que Thabo Mbeki estava no poder, estavam capitalizando com a ignorância. Entre eles estavam dois médicos, Matthias Rack e David Rasnick, que, em pouco tempo, montaram um negócio fraudulento lucrativo vendendo complexos de vitaminas alegando que elas eram eficazes, enquanto os antirretrovirais eram tóxicos.

Mas é verdade que a má nutrição pode favorecer o desenvolvimento da doença. Alinhado a essa teoria, um estudo com mais de mil gestantes na Tanzânia mostrou que um tratamento multivitamínico poderia reduzir o progresso da doença em até 50% em alguns casos. Isso pode ser uma vantagem boa para a África, uma vez que tratamentos com vitaminas são baratos e podem compensar parcialmente algumas das deficiências dos tratamentos com antirretrovirais.

O negacionismo poderia ser mera anedota se não fosse pelo fato de ser responsável por um número grande de mortes na África do Sul no início do século XXI. Quando Thabo Mbeki se tornou presidente, teve de lidar com o fato de que uma parcela significativa da população era soropositiva. Atento ao problema que a Aids causava, reuniu um grupo de especialistas para aconselhá-lo sobre o tema. Mas a maioria era composta de "dissidentes" e opositores aos antirretrovirais, o que coincidia com as próprias visões de Mbeki, portanto ninguém deu ouvidos aos poucos cientistas contrários no grupo de conselheiros. Para piorar, Manto Tshabalala-Msimang, outro convicto da teoria de que o HIV não causa a Aids, foi nomeado ministro da Saúde. Essas decisões políticas levaram o governo da África do Sul a promover remédios falsos, como o consumo de alho e suco de limão, enquanto se opunha à distribuição de antirretrovirais. O resultado foram centenas de milhares de mortes evitáveis enquanto Mbeki estava no poder: por volta de 330 mil entre 2000 e 2005, sem contar os 35 mil bebês contaminados com Aids.

Quando Kgalema Motlanthe foi eleito presidente da África do Sul em setembro de 2008, depois da renúncia de Thabo Mbeki, Barbara Hogan substituiu Tshabalala-Msimang no Ministério da Saúde. Em uma das suas primeiras declarações, Hogan disse que se envergonhava da dimensão enorme do problema da Aids no país e deixou claro que o negacionismo tinha acabado. A mudança política foi bem-vinda e vista como sinal de esperança em todo o mundo. Mesmo assim, os negacionistas da Aids ainda estão vivos e criando ruído em muitos países e, como os sul-africanos testemunharam, podem ter uma influência calamitosa se chegarem a posições de poder, fazendo vítimas incontáveis. É importante garantir que o direito à informação sobre a Aids seja disponibilizado com explicações claras para todos, e também é relevante que mitos e falsidades sejam rebatidos com paciência.

TAMBÉM TEMOS OS NOSSOS

Os negacionistas não estão só na África. Há um grupo proeminente nos Estados Unidos, incluindo o laureado pelo Nobel Kary Mullis (1944-2019), que também foi conhecido por outras controvérsias.
Uma ativista do negacionismo influente no Reino Unido era Christine Maggiore, que, mesmo sendo soropositiva quando ficou grávida, e mesmo com todos os testes provando que as drogas barravam de forma significativa a transmissão entre mãe e filho, decidiu recusar o tratamento porque não acreditava que o HIV causava a Aids. Também decidiu amamentar, o que não é recomendado para mães soropositivas. Como era previsto, a filha dela morreu de Aids aos três anos e Maggiore morreu em 2008.
Maggiore militou e apareceu em várias revistas expondo seus pontos de vista até quase o final da sua vida. O pior de tudo é que tinha o apoio de alguns jornalistas do *Sunday Times*, o que levou a revista *Nature* a publicar um editorial denunciando a situação lamentável de saúde global que poderia surgir por causa de cruzadas como as de Maggiore. Ninguém sabe quantas pessoas morreram como resultado de sua obstinação.

9. Tuberculose

As pessoas tendem a falar da tuberculose como se a palavra estivesse associada a uma doença típica dos romances de século XIX, quando personagens lânguidos de rosto pálido tossiam sem parar e terminavam seus dias em um sanatório. Não é coincidência que entre os tuberculosos da época estivessem escritores como Balzac, Bécquer, Keats, Stevenson, Maupassant e Chekhov. Alguns, entre eles Kafka, Orwell e as irmãs Brontë, morreram da doença, assim como muitos outros artistas até meados do século XX. Acredita-se que uma em cada sete pessoas teve tuberculose no meio do século XIX (e uma em cada quatro, em Londres, morreu da doença no início dos anos 1800). Mas a tuberculose (ou TB, como vem sendo chamada desde o início do século XX) está entre os humanos desde muito antes disso. Sinais de lesões tuberculares foram encontrados em ossos humanos com mais de 9.000 anos de idade, e outros traços foram descobertos em múmias egípcias que datam de mais de 5.000 anos. Mas a tuberculose não começou a se espalhar até o crescimento das cidades na Idade Média.

Apesar de o pico da tuberculose ter sido entre os séculos XVIII e XIX, a ideia de que essa seja uma praga do passado é um equívoco completo. A doença ainda é um problema grave de saúde e uma das principais causas de mortes infecciosas em adultos. Ao redor

POSTULADOS DE KOCH

Robert Koch fez outra contribuição importante no campo da microbiologia: ele estabeleceu os quatro pré-requisitos que devem ser verificados para garantir que um microrganismo é responsável por uma doença.

1. Deve estar presente em todas as pessoas doentes, mas não nas saudáveis.

2. Deve ser possível de isolar do paciente e de ser cultivado no laboratório.

3. O microrganismo isolado tem de ser capaz de fazer uma pessoa saudável adoecer.

4. Também deve ser possível isolar o microrganismo deste segundo indivíduo e cultivá-lo de novo em laboratório.

do mundo, algo em torno de 8 milhões de pessoas têm tuberculose todos os anos, e 2 milhões não se recuperam. Rússia, China, Índia e África do Sul são os países com a maior parte dos casos e as maiores taxas de mortalidade, mas o risco se espalhou para todos os cantos do planeta. O ressurgimento da doença neste século tem uma ligação próxima com a Aids, e um dos perigos é a rapidez com que a resistência às drogas mais conhecidas está surgindo.

O bacilo de Koch: um micróbio com armadura

A tuberculose é causada por uma bactéria conhecida como bacilo de Koch, batizado em homenagem a seu descobridor alemão, Robert Koch, um dos cientistas que mais contribuíram para o estudo das infecções. De fato, é dito que a "era de ouro" da microbiologia se iniciou em 1877, quando Koch isolou a bactéria causadora do antraz, além de ter identificado a causa da cólera e de, em 1882, ter descrito o bacilo da tuberculose, trabalho pelo qual recebeu um Prêmio Nobel de Fisiologia e Medicina em 1905.

O legado dele não termina aí. Seus alunos prosseguiram na descoberta dos microrganismos responsáveis pelas principais doenças infecciosas, por exemplo, a difteria, o tifo, a meningite, a gonorreia, a lepra, a sífilis e o tétano. Além disso, as técnicas para estudar microrganismos desenvolvidas por Koch são usadas até hoje (veja o quadro).

Mesmo quando errou, Koch deu passos largos para a frente. Em 1890, usou extratos de um bacilo que descobriu na tentativa de curar a tuberculose. Ele os chamou de *tuberculina*. Como tratamento, falharam. Não só não tiveram nenhum efeito positivo como, em alguns casos, causaram uma reação alérgica no local onde foram injetados. Tempos depois, foi descoberto que isso só acontecia se o paciente tivesse tido contato prévio com o bacilo. Em outras palavras, a injeção de tuberculina "detectava" as pessoas que foram infectadas. Alguns anos depois, o médico francês Charles Mantoux transformou essa peculiaridade em efeito positivo, projetando um teste para diagnosticar a doença, e, com algumas modificações, a "prova de Mantoux" ou teste PPD é usado até hoje.

O bacilo de Koch, cujo nome técnico é *Mycobacterium tuberculosis*, é uma bactéria da mesma família que causa a lepra. Uma das suas características é que é muito resistente, uma vez que é protegido por uma camada de gordura que age como um tipo de armadura para suportar um número grande de substâncias tóxicas. Além disso, o *Mycobacterium* pode sobreviver fora do corpo por horas antes de infectar outra pessoa. Isto e o fato de que pode viajar em gotas de saliva o tornam tão contagioso quanto a influenza. Não há necessidade de picadas, sangue ou troca de fluidos: estar na mesma sala que uma pessoa com tuberculose na fase ativa pode ser o suficiente para o contágio ocorrer. A transmissão é mais fácil em lugares como hospitais e prisões, onde pessoas infectadas e saudáveis compartilham espaços pequenos, em especial se as condições sanitárias são abaixo dos padrões.

Normalmente, infecções de tuberculose não apresentam sintomas no início, porque o bacilo está "dormente". Diferentemente da Aids, a doença não é contagiosa na sua fase latente. Mas, mesmo inativo, são raros os casos em que nossas defesas conseguem eliminar o bacilo por completo. O problema principal é que ele pode se tornar ativo a qualquer momento e, se não for tratado nessa fase, é fatal em 50% dos casos. Quando a doença fica ativa, aparecem inflamações crônicas na área onde o *Mycobacterium* se aloja, causando lesões chamadas *granulomas*, que destroem o órgão onde se formaram. Bem acomodados nesses granulomas, os bacilos podem sobreviver dentro deles por um período longo.

Os pulmões são afetados na maioria dos casos de tuberculose, mas a infecção pode ser encontrada em lugares como o cérebro ou os ossos. A tuberculose pulmonar pode causar dores no peito e uma tosse persistente, no geral com sangue; esses sintomas, junto com a febre, a perda de peso, a palidez e a fadiga, são os sintomas clássicos descritos na literatura.

Um problema que volta

Aproximadamente um quarto da população do mundo (algo em torno de 2 bilhões de pessoas) está infectada pelo *Mycobacterium tuberculosis*, mas a fase ativa só está presente em uma porcentagem pequena (por volta de 10 milhões de casos). Como podemos saber quem está nesse grupo? Primeiro, supõe-se que haja uma predisposição genética que torna algumas pessoas mais suscetíveis ao bacilo, e é certo que determinadas variações dos genes chamados TLR8 e IL12B tornam suas barreiras mais propensas a contrair o *Mycobacterium*. Sabe-se, também, que homens são infectados com mais facilidade do que as mulheres, mas não conhecemos o porquê. A mortalidade anual é próxima de 1,5 milhão de pessoas.

Segundo, é o estado das nossas defesas. No geral, o bacilo se ativa em pessoas cujo sistema imunológico não é muito forte, como o de crianças e idosos. Recentemente surgiu um terceiro grupo suscetível, o das pessoas com Aids. Vimos que o principal problema de uma infecção de HIV é a destruição progressiva do sistema imunológico. Além disso, o vírus bloqueia as defesas específicas dos pulmões que lutariam contra o bacilo, criando, assim, uma situação ideal para o *Mycobacterium* dormente se reativar e desenvolver a tuberculose.

Foi principalmente por causa da Aids que houve um aumento significativo de pacientes com tuberculose no início dos anos 1980, quando quase não se via a doença em países desenvolvidos. E ainda é uma tendência ascendente. Em 2007, houve o dobro de pacientes diagnosticados tanto com Aids como com tuberculose do que no ano anterior. Em 2009, havia 1,4 milhão ao redor no mundo. Em 2013, 1,1 milhão dos 9 milhões de novos casos de tuberculose foram diagnosticados em pacientes soropositivos, e quase um terço desses com ambas as infecções morrerão por isso. Na verdade, 25% da mortalidade da tuberculose é relacionada à Aids. No início deste século, a África do Sul abriu o primeiro centro de pesquisas voltado a estudar as interações entre a tuberculose e a Aids. Financiado parcialmente pelo Howard Hughes Medical Institute, uma organização norte-americana não lucrativa de pesquisa médica, a localização foi escolhida por ser uma área muito vulnerável a ambas as doenças.

O tratamento da tuberculose resistente

Desde meados do século XX houve alguns tratamentos bem eficazes contra a tuberculose. O medicamento Isoniazida, descoberto nos anos 1950, foi o primeiro tratamento que se provou eficaz contra o bacilo. No momento, uma combinação de antibióticos específicos como a Rifampicina e a Isoniazida é o que se considera tratamento de "primeira linha". Uma peculiaridade é que, para se certificar de que o bacilo foi eliminado, pelo menos duas drogas diferentes devem ser dadas por um período longo (entre 6 e 12 meses), diferentemente do que acontece com outras doenças cujos tratamentos são mais breves.

Se os antibióticos são eficazes, por que a tuberculose é tão problemática? A ameaça crescente é que variações do bacilo que não respondem aos antibióticos tradicionais poderiam aparecer. No início de 2009, a OMS via isso como uma "bomba-relógio ou um barril de pólvora [...], uma situação potencialmente explosiva" e recomendou que teríamos de lidar com a situação antes que essas variações acabassem por suplantar as formas suscetíveis aos remédios. Em 2004, estimou-se que pelo menos meio milhão de pessoas haviam sido infectadas com um bacilo resistente, e 55 países ao redor do mundo já reportaram casos.

TRATAMENTOS PRIMITIVOS

Por muito tempo, não houve tratamento eficaz para a tuberculose, apesar de muitas estratégias diferentes com pouco embasamento científico terem sido adotadas. Depois da segunda metade do século XIX, os pacientes eram enviados para sanatórios para respirar "ar puro", porque a tuberculose era vista como uma doença relacionada com as más condições de higiene das cidades (e, de fato, os mais pobres, que viviam em condições bem pouco sanitárias, eram os mais afetados). Os sanatórios desapareceram depois dos anos 1950, quando se iniciou o uso de antibióticos.

Antes disso, vários outros remédios foram tentados, como o "toque real", na Idade Média, quando se acreditava que os monarcas tinham o poder de curar essa doença (e outras) com o simples toque das mãos. Assim, eram organizadas sessões em que os moradores dos vilarejos eram tocados pelo rei e alegava-se que muitos se curavam de forma milagrosa. Essa prática continuou até o século XVIII.

Há dois tipos principais de *Mycobacteria* resistente, a forma *multirresistente às drogas* (em inglês, *multi-drug resistant*, MDR) e a *extensivamente resistente às drogas* (em inglês, *extensively drug-resistant*, XDR), batizadas de acordo com a sua resistência a poucas ou muitas drogas. Este último tipo foi descoberto em 2005, e entre pacientes infectados apenas entre 12% e 60% são curados, mesmo quando recebem tratamento. Contudo, 90% das pessoas infectadas com o tipo MDR sobrevivem, porque essas bactérias são sensíveis a alguns antibióticos que ainda funcionam. Em 2006, houve quase meio milhão de novas infecções por MDR, e em algumas partes da Ásia mais de 70% dos novos casos de tuberculose são causados pelo MDR. Em 2016, por volta de 240 mil pessoas morreram do MDR, de acordo com a OMS. E há ainda um terceiro grupo, o bacilo *totalmente resistente às drogas* (em inglês *totally drug-resistant*, TDR), que não responde a nenhuma das quatro drogas usadas contra a tuberculose. Acredita-se que o primeiro desse grupo tenha aparecido em 2003, apesar de ninguém ter falado sobre isso até 2012. Felizmente, eles ainda são bem incomuns.

Por sorte, casos de XDR também são raros, apesar de terem sido detectados na maioria dos países. Entre 1993 e 2007, apenas 83 foram documentados nos Estados Unidos, com 18 no primeiro ano e apenas 2 no último, mostrando, assim, uma tendência decrescente. A princípio, 60% dos casos foram em soropositivos, mas essa proporção caiu para 16% em 2007, o que pode ser reflexo da melhora no tratamento e no controle das pessoas soropositivas. A antiga União Soviética é um dos pontos muito afetados pela bactéria, e na Ucrânia, em especial, o tipo XDR causa 15% das infecções de tuberculose. Em 2016, a OMS registrou apenas 8 mil casos de XDR em todo o mundo.

Atualmente, a melhor forma de confrontar a propagação do bacilo MDR e do XDR é detectar a resistência com rapidez e isolar os pacientes. Nos países desenvolvidos, há técnicas que podem diagnosticar a infecção por essa bactéria em menos de 24 horas, mas o sistema é muito caro para a maioria dos países pobres. Pesquisadores vêm trabalhando em sistemas eficazes de detecção que custariam poucos dólares por teste.

Tratamentos novos, tratamentos velhos

Tratamentos para MDR têm de ser até mais longos do que o normal, o que significa mais complicações e um aumento grande nos custos dos planos de saúde. Os poucos antibióticos que ainda funcionam com o MDR não são novos. Alguns, como a capreomicina e a cicloserina, foram descobertos nos anos 1950. Ninguém os usava por seus efeitos colaterais significativos (dano neurológico e psicose em 1% da população que toma cicloserina) ou problemas em administrá-los (a capreomicina é injetável). E esse é justamente o motivo por que são tão eficientes. Como faz tanto tempo que não são usados, a bactéria não teve a chance de desenvolver resistência. Em setembro de 2008, foi descoberta uma droga chamada R207910, que ainda estava nas fases experimentais de teste como um tratamento possível para MDR que poderia eliminar 95% das bactérias dormentes. Como alternativa, novos antibióticos são constantemente estudados com o objetivo de erradicar o XDR e o TDR.

HÁ ALGUMA SOLUÇÃO?

No início de 2009, um grupo de pesquisadores do Albert Einstein College of Medicine, em Nova Iorque, descobriu que dois antibióticos clássicos poderiam ser eficientes contra o XDR. Eles começaram os estudos clínicos de imediato com pacientes para demonstrar a eficácia real do tratamento. A solução para a falta de novos antibióticos para o tratamento da tuberculose poderia estar na criatividade e no teste de combinações de drogas existentes que provaram sua eficiência contra outros microrganismos.

Outro avanço foi a droga chamada TMC207, que nos primeiros testes clínicos em junho de 2009 mostrou que era mais rápida na eliminação de bacilos resistentes. O TMC207 age por meio de mecanismos que se diferem daqueles das drogas usadas até então e pode ser um tratamento importante no futuro.

O ativismo e as iniciativas privadas não lucrativas são, também, esforços cruciais no controle da tuberculose. Por exemplo, com a ajuda Fundação Bill & Melinda Gates, a China lançou uma iniciativa em abril de 2009 para combater a tuberculose no país. O programa incluiu o teste de novas drogas contra bactérias resistentes e novas maneiras de detectá-las para permitir tratamentos mais rápidos e eficientes. A China e a Fundação Bill & Melinda Gates também estão pesquisando a possibilidade de drogas novas baseadas nas tradicionais. Entre as plantas que são usadas de forma costumeira na medicina chinesa e agora estão sendo estudadas, 24 candidatas com efeitos antituberculose foram identificadas.

Durante o século XX, os antibióticos transformaram a tuberculose em uma doença fácil de controlar. Com a aparição de MDR, XDR e TDR, a situação mudou por completo. Se os bacilos resistentes começarem a se espalhar, o que é bem possível devido ao movimento migratório dos países do Leste para o Oeste europeu, poderemos nos deparar com uma pandemia muito contagiosa sem tratamento disponível. A solução é um controle mais rigoroso dos pacientes, garantindo que recebam o tratamento de que precisam o mais rápido possível e prossigam com ele durante todo o tempo prescrito. Mas é necessário, também, continuar pesquisando para encontrar novos tratamentos e, em especial, uma vacina.

Outra doença sem vacina

Apesar de o bacilo de Koch não ser capaz de mudanças constantes, como a Aids e os vírus da influenza são capazes, nenhuma vacina que seja de fato eficaz contra a tuberculose foi descoberta até agora. A única que existe, a BCG (*Bacilo Calmette-Guérin*), reduz o progresso da doença até certo ponto, mas não a previne (oferecendo apenas 20% de proteção, no máximo). A particularidade dela é que não é feita com a bactéria da tuberculose humana, e sim com a da tuberculose bovina (*Mycobacterium bovis*). Apesar de se saber que a imunidade que ela confere não é completa, mesmo que os dois tipos de bactérias sejam bem similares, a BCG é muito usada ao redor do mundo, em especial para proteger crianças em áreas em que o risco é maior.

LIMPANDO O LEITE

A pasteurização é um sistema inventado por Louis Pasteur em 1862, com o objetivo de reduzir a quantidade de microrganismos na comida. É diferente da esterilização, que visa eliminar por completo todos os traços de microrganismos. Isso não pode ser feito com a comida, uma vez que destruiria as proteínas. Leite, por exemplo, coalha ou "azeda" se for fervido na intenção de esterilizá-lo. A pasteurização, portanto, usa temperaturas abaixo do ponto de ebulição. As técnicas atuais podem eliminar até 99,99% dos microrganismos, incluindo a *M. tuberculosis*.

A vacina da tuberculose é outro campo em que os governos investiram pouco e as ONGs não intervieram. Em fevereiro de 2004, a Fundação Bill & Melinda Gates doou quase 83 milhões de dólares para incentivar a pesquisa por uma vacina mais eficiente. É uma quantia considerável, especialmente porque representa duas vezes o que tem sido gasto ao redor do mundo no campo. A solução pode ser a melhora das vacinas já existentes. Em 2009, um grupo de cientistas no Texas anunciou que tinha criado uma versão mais eficaz da BCG. Se administrada junto com uma dose de rampamicina (um anti-inflamatório usado como agente anticâncer e, também, para prevenir rejeições decorrentes de transplantes), permite que a BCG destrua dez vezes mais bacilos.

A tuberculose que vem das vacas

Se as vacas têm sua própria *Mycobacterium*, o leite infectado do animal pode causar tuberculose? É verdade que antes da descoberta da pasteurização a tuberculose bovina podia ser transmitida para os humanos por meio dos laticínios. Mas, atualmente, as vacas passam por um monitoramento rigoroso. Uma vaca doente é sacrificada de imediato para evitar contágio, e além disso vacas que serão exportadas precisam passar por testes que provem que elas não foram infectadas nos últimos 30 dias.

O Reino Unido destina por volta de 100 milhões de libras por ano para o controle da tuberculose bovina. Aproximadamente 30 pessoas são infectadas no país todos os anos. Em alguns desses casos, como o das pessoas mais velhas, pensa-se que isso se deve à reativação do vírus que eles abrigaram por um período longo, desde a época em que se bebia leite não pasteurizado.

A tuberculose bovina representa perdas econômicas para o setor pecuarista, mas o perigo de a infecção passar para os humanos é mínimo, mesmo que haja casos eventuais entre os fazendeiros que tiveram contato direto com as vacas. Os especialistas dizem que, se um animal infectado for sacrificado com rapidez, não há perigo de a bactéria reunir "forças" suficientes para saltar para os humanos em quantidade significativa.

10.
Malária

Entre 350 e 500 milhões de pessoas são infectadas com malária todos os anos, e um milhão delas, na maioria crianças, morrerão. Estima-se que uma pessoa morra de malária a cada 30 segundos, e não são contados os casos em que a doença agravou outras infecções. Atualmente, 60% dos casos são encontrados na África subsaariana, um quarto deles no Congo e na Nigéria.

Há mais de uma década, quando a Fundação Bill & Melinda Gates mais uma vez levantou a questão da erradicação (um termo que havia sido abandonado algum tempo atrás), renovaram-se os esforços para o combate da malária. Uma data inicial ajustada para declarar vitória sobre a doença foi 2025, apesar de parecer que isso provavelmente não acontecerá. De qualquer forma, neste momento estamos na era de ouro da pesquisa sobre a malária, e as armas que temos no presente podem ser suficientes para eliminá-la num futuro próximo. Só temos de achar uma forma de aplicá-las quando mais precisarmos, mas essa não é uma tarefa fácil. A ciência tem feito parte do trabalho, porém o próximo passo é encontrar um jeito de colocar esses avanços em bom uso. Ainda faltam algumas inovações importantes e, de novo, uma vacina eficiente.

Tudo por causa de um mosquito

A malária está entre nós há um milênio. Traços foram encontrados nas múmias do Egito datadas de 3000 a.C., e ela é mencionada em tratados de medicina chinesa de 2700 a.C. Os principais sintomas são febre, dores nas articulações, vômito, anemia e até convulsões. Com frequência apresenta-se em episódios que podem durar de quatro a seis horas, com um frio repentino e rigidez, seguidos de suor em profusão. Isso pode acontecer a cada dois ou três dias. Casos severos normalmente aparecem uma ou duas semanas depois da infecção e podem levar ao coma ou à morte, às vezes em apenas algumas horas. A taxa de mortalidade é de 10% a 20%, e as crianças que sobrevivem podem ter sequelas que afetam seu desenvolvimento. A infecção no cérebro é a causadora de algumas vítimas infantis (e, na verdade, malária cerebral mata em 20% dos casos).

MOSQUITOS TAMBÉM SÃO GOURMETS

Nem todos têm as mesmas chances de ser picado por um mosquito. Isso pode soar como enganação, mas foi cientificamente comprovado. Assim, algumas pessoas são mais propensas a pegar malária que outras. Quem tem mais riscos? De acordo com estudos sobre o assunto, mosquitos preferem mulheres grávidas, pessoas com índice baixo de massa corporal (os mais magros) e... pessoas com chulé. Os motivos dessas preferências estranhas ainda são um mistério.

A malária não é causada por uma bactéria nem por um vírus, mas por um tipo de micróbio chamado protozoário, que é parente das algas e das amebas. O protozoário responsável pela malária é do gênero *Plasmodium* e foi descoberto no final do século XIX. Em 2002, o genoma de um dos quatro *Plasmodia* da malária (conhecido como *falciparum*) foi sequenciado, e outro deles (*vivax*) também o foi, em 2008. Nossa ignorância sobre esses microrganismos fica clara quando encaramos o fato de que, mesmo quando somos capazes de ler o DNA deles, ainda não compreendemos a função da maioria dos seus genes.

O micróbio entra no corpo por meio de uma picada de mosquito. Dentro do mosquito e, mais especificamente, escondido dentro da glândula salivar dele, o *Plasmodium* tem um terreno fértil para crescer, se desenvolver e se dividir, mas ele também gosta de mudar de residência. Assim que a picada do mosquito lhe permite entrar em um humano, ele vai direto para o fígado, onde se multiplica antes de se mover para a corrente sanguínea. O ciclo é fechado se outro mosquito picar a pessoa infectada e, assim, capturar os *Plasmodia* em circulação no sangue. Ele, então, transmite o parasita para uma pessoa diferente, com outra picada, e assim por diante. A infecção pode ficar latente e não aparecer por meses ou até anos depois da picada do mosquito.

PARA PEGAR UM MOSQUITO

Para coletar dados sobre as populações de mosquitos *Anopheles* em uma determinada área e a frequência com que ele pica, a técnica mais comum usada pelos pesquisadores é a "captura de pouso em humano". Um voluntário fica parado, com a calça levantada até o joelho, esperando pacientemente até o mosquito picá-lo. Nesse momento, um colega captura o mosquito com um equipamento com um tubo de sucção de borracha. Pode parecer primitivo, mas é um método bem eficaz.

Os mosquitos que transmitem malária são do gênero *Anopheles*, do qual há 50 espécies diferentes. Muitos deles não são perigosos, e vários mosquitos dentro de uma mesma espécie tampouco transmitem a doença. Assim, deve haver um fator genético determinante, o que significa que alguns mosquitos podem infectar pessoas e outros, não. Se formos capazes de descobrir qual é esse fator, estaremos no caminho para controlar a expansão da doença.

Graças a uma série de estudos genéticos, é possível deduzir que a malária se originou nos macacos, assim como a Aids. Foi transmitida para os humanos há, pelo menos, 10.000 anos, possivelmente por meio de uma picada de mosquito. Espalhou-se pelas áreas tropicais e, então, esteve ao redor do mundo por volta de 5.000 anos atrás, coincidindo com o início da agricultura.

Boa vontade não é o suficiente

Os esforços para controlar a malária tiveram pouco sucesso até o momento. Em 1955, a OMS iniciou a primeira campanha global, que fracassou nos anos 1960. Então, a Roll Back Malaria, um grupo formado por governos, ONGs e alguns indivíduos, começou sua campanha em 1998, com a promessa de reduzir a quantidade de casos de malária pela metade antes de 2010, mas o progresso foi menor do que o esperado. A Declaração de Abuja de 2000 sobre a Roll Back Malaria, na África, assinada pelos líderes de vários países africanos, também não ajudou muito. O objetivo das Metas de Desenvolvimento para o Milênio das Nações Unidas era mais modesto e alcançável: parar o crescimento da quantidade de casos da malária em 2015. Essa meta foi parcialmente atingida.

Os recursos humanos e econômicos investidos nos últimos anos sugerem que, atualmente, há um interesse considerável em vencer a malária. Só em 2007, foi alocado 1,5 bilhão de dólares para a causa. Em setembro de 2008, a Roll Back Malaria anunciou o Plano Global de Ação Contra a Malária, estimando que mais de 6 bilhões de dólares eram necessários para dar prosseguimento ao programa. Foi lançado na sede da Assembleia-Geral das Nações Unidas, com a participação

MITOS E VERDADES

Um mito que é sempre repetido é que o dinheiro dado para tratar doenças em países em desenvolvimento desaparece antes de chegar até aqueles que precisam. Na vasta maioria dos casos, isso não é o que acontece.

Uma exceção é a Uganda. Um relatório de 2006 demonstrou que 45,3 milhões de dólares alocados para o país pelo Fundo Mundial para combater a Aids, a tuberculose e a malária, desapareceram graças à corrupção. O dinheiro acabou nos bolsos de oficiais e funcionários do governo, por meio de ONGs falsas e faturas por serviços não realizados.

A Uganda não tem dinheiro nem recursos para processar todos os falsários, assim, só uma pequena parte dos fundos roubados foi recuperada.

do Bono, vocalista da banda de rock U2. Metade do dinheiro necessário foi levantado de imediato com o auxílio da Fundação Bill & Melinda Gates (atualmente o maior doador privado para a pesquisa sobre a malária), do Banco Mundial e do Fundo Global para o Combate da Aids, Tuberculose e Malária. A meta ambiciosa do Plano é, primeiro, reduzir o número de mortes a praticamente a zero e, então, pouco a pouco, erradicar a malária de todos os países onde é endêmica. Muitos especialistas dizem que isso não será possível nos próximos 50 anos, mesmo se os esforços e doações continuarem a aumentar.

O tratamento e como levá-lo às pessoas que precisam

Em 1999, os programas de tratamento para a malária na África estavam fracassando, e uma quantidade grande de *Plasmodia* tinha se tornado resistente às drogas usuais (cloroquina e sulfadoxina/pirimetamina). Contudo, a situação atual é melhor. A artemisinina, obtida em 1972 pela Dra. Tu Youyou, trabalhando com um remédio da medicina tradicional chinesa (que lhe valeu o Prêmio Nobel em Fisiologia ou Medicina em 2015), é um tratamento muito eficaz com poucos efeitos colaterais. A terapia combinada de artemisinina (em inglês, *artemisinin-based combination therapies*, ACT), que inclui outros medicamentos contra malária na mistura, atualmente é dada por três dias e elimina a doença em 95% dos casos.

Apesar de haver uma cura eficaz, as pessoas ainda morrem de malária pela mesma razão pela qual morrem de tuberculose: o acesso aos medicamentos está muito longe de se tornar universal. De acordo com dados da OMS de 2006, apenas 23% das crianças da África dormem com um mosquiteiro (uma estratégia que, como veremos, é uma prevenção muito eficiente), e apenas 3% da população tem acesso aos ACTs.

UM COQUETEL MEDICINAL

O gim-tônica começou com uma função puramente medicinal. A tônica era feita com água carbonatada infundida com uma dose terapêutica de quinino, que foi o primeiro tratamento conhecido contra a malária. Sua função era preventiva. O entrave é que era muito forte e de gosto amargo, a ponto de desagradar tanto os soldados britânicos enviados para a Índia no século XIX que eles se recusavam a tomar o remédio, o que fazia com que os problemas de saúde persistissem. Mas alguém encontrou a solução: se fosse acrescentado gim à tônica, boa parte do gosto amargo era neutralizado. Assim, o tratamento com quinino na forma de gim-tônica ficou muito popular entre os soldados.

As marcas de tônica comercializadas hoje contêm muito menos quinino (entre 0,25% e 0,50% da quantidade original) e muito mais açúcar (ou adoçante artificial), portanto não oferecem nenhuma proteção contra a malária. Mas ainda funcionam bem para fazer gim-tônica.

Para começo de conversa, os ACTs são 60 vezes mais caros do que os outros tratamentos mais antigos e menos eficazes. Pegue Uganda como exemplo: menos de 14% da rede privada de saúde tem ACTs. Em vez disso, oferecem drogas antiquadas e quase inúteis, como a cloroquina, e até medicamentos falsos, mas a preços bem acessíveis. A isso é preciso acrescentar que as informações oferecidas aos consumidores são quase inexistentes, o que, com frequência, leva as pessoas a comprar pílulas mais baratas sem suspeitar que não terão efeito. A menos que se encontre um jeito de os distribuidores comprarem ACTs de produtores mais baratos, o problema persistirá.

Desse modo, um sistema novo de distribuição vem sendo estudado. Em vez de dar aos governos recursos para que eles comprem remédios das empresas e os forneçam às clínicas, os doadores entregarão o dinheiro diretamente para as empresas farmacêuticas, com o objetivo de eles venderem as drogas por preços menores. Assim, os produtos realmente eficientes teriam o mesmo preço ou seriam mais baratos do que os outros, e as pessoas doentes poderiam comprá-los com mais facilidade de farmácias pequenas. Esse mecanismo de financiamento, chamado de Facilitação para o Barateamento dos Remédios para a Malária (ou, em inglês, *Affordable Medicines Facility for Malaria*, AMFm), iniciou com 225 milhões de dólares doados pelo governo do Reino Unido e por empresas privadas.

O momento da resistência chegou?

Logo no começo de 2006, a OMS recomendou que as empresas farmacêuticas deveriam parar de vender a artemisinina como medicação única (o que é chamado de *monoterapia*) e mudar em definitivo para os ACTs, que é um jeito bem mais eficiente de evitar resistências. Muitos dos fabricantes não respeitaram essa diretriz, porque as monoterapias são mais baratas e mais fáceis de vender. Isso significou um risco relevante porque, se os *Plasmodia* ficarem insensíveis à artemisinina, não há, no momento, alternativas tão boas para derrotá-los. Quando a situação não se alterou em 2009, a OMS tomou uma ação mais rígida e emitiu um comunicado exigindo que os governos proibissem as empresas de comercializar a artemisinina como monoterapia.

Pouco tempo depois, os primeiros casos com resistência foram vistos no Camboja. Em dezembro de 2008 houve registros de uma área com casos onde a malária não desaparecia com nenhum tipo de tratamento. No mês de maio seguinte, as notícias eram de que dois testes clínicos demonstraram a existência de um tipo de malária que não respondia à artemisinina. Os artigos científicos que deveriam descrever esses estudos com mais detalhes não foram publicados, e o *site* da OMS apagou todas as referências a eles, levantando, de imediato, dúvidas sobre a veracidade da história. Mas, em 29 de julho de

2009, a informação foi confirmada oficialmente e os detalhes foram disponibilizados para o público. A resistência não era total, mas a artemisinina levava mais tempo do que o normal para eliminar o microrganismo. Temeu-se que uma resistência aparecesse na África, onde a malária é muito comum, e mais pessoas pudessem ser afetadas.

Alguns cientistas vêm alertando sobre essas resistências possíveis há um bom tempo, mas, em razão de dificuldades na interpretação dos dados, eles são ignorados com frequência. Um fator pertinente é que foi nessa mesma região da Ásia que a resistência à cloroquina surgiu há muito tempo.

A controversa vacina SPf66

Qual o *status* atual da vacina contra a malária? Produzida pelo pesquisador colombiano Manuel Elkin Patarroyo, em 1987, a primeira vacina a ser testada na população era chamada de SPf66. Petarroyo cedeu os direitos da vacina para a OMS em 1993, depois de recusar as ofertas de várias indústrias farmacêuticas. Desde então, o pesquisador recebeu muitos prêmios internacionais em reconhecimento por seu gesto.

Em estudos de Fase I, a vacina mostrou eficácia de 75%, mas, quando os testes passaram para as Fases II e III, ao final dos anos 1990, o resultado despencou para 30% a 60% de eficácia. Alguns estudos até alegaram que a vacina não apresentava efeito algum. Os resultados, assim, eram contraditórios e não traziam esperanças. Uma quantidade grande de estudos subsequentes foi conduzida com um número maior de pessoas, mas ainda não há evidências convincentes de que a vacina é eficiente; dessa forma, a maioria dos especialistas parou de acreditar nela e prefere focar seus esforços em uma nova geração.

Na verdade, os estudos de Patarroyo eram controversos desde o início, uma vez que ele foi acusado de testar a vacina em voluntários demais sem ter completado os estudos preliminares necessários para confirmar a eficácia e a segurança.

FASES DE UM ESTUDO CLÍNICO

0: Primeiros testes em humanos. Uma dose única da droga é dada em uma concentração abaixo do que se prevê que seria realmente eficaz; 10 a 15 voluntários saudáveis.

I: Uma concentração diferente da droga é dada em ambiente hospitalar por um período prolongado para avaliar os efeitos colaterais; 20 a 80 voluntários, normalmente saudáveis.

II: Uma vez estabelecido que a droga é segura, seus efeitos positivos são avaliados, enquanto os estudos da Fase I continuam com grupos maiores; 2 a 30 mil voluntários, tanto doentes quanto saudáveis.

III: A eficácia é comparada à de outros medicamentos já aprovados. Há estudos simultâneos em mais de um centro, muitas vezes em países diferentes. Uma droga que passa de maneira satisfatória em dois estudos da Fase III com frequência é aprovada para uso público; 300 a 3.000 voluntários.

IV: Estudos de longo prazo assim que a droga é comercializada seguem verificando sua segurança e sua eficácia. Algumas drogas foram retiradas do mercado quando estudos da Fase IV detectaram problemas inesperados que não foram descobertos antes.

O exército também está pesquisando

O trabalho com a vacina da malária teve impulso inicial grande, graças a pesquisas conduzidas pelo exército dos Estados Unidos. Desde a Guerra do Vietnã, o governo tem investido somas enormes de dinheiro na tentativa de encontrar formas de proteger seus soldados da malária quando são enviados para países tropicais. Com o passar dos anos, várias vacinas foram estudadas, entre elas a NYVAC-Pf7 e a [NANP]19-5.1, e o exército atualmente trabalha com quase 30 tipos diferentes de vacinas.

MITOS E VERDADES

A vacina de Patarroyo falhou por causa de uma trama armada pelas indústrias farmacêuticas que não queriam que um pesquisador independente tomasse seus benefícios?

Este é um dos mitos que muitas vezes é levantado quando as pessoas falam sobre a SPf66. A verdade é simples: a vacina não conseguiu passar nos testes necessários para ser declarada um sucesso, e agora parece haver opções melhores.
O Dr. Pedro Alonso, diretor do Programa Global de Malária da OMS, comentou que é absurdo acreditar em um boicote das indústrias que querem eliminar um competidor. O problema é justamente o contrário: devido ao fato de que as indústrias não veem um produto como esse como algo muito lucrativo, não há interesse em investir na área. A GSK, por exemplo, não espera lucros grandes da vacina RTS,S e anunciou que seu objetivo é tentar fazê-la acessível para as pessoas que mais precisam.

A GSK tem uma vacina chamada RTS,S, que começou os estudos da Fase III (com algo entre 12 mil e 16 mil crianças na África) em setembro de 2008, e esta é a vacina que foi mais longe até o momento. Mais uma vez, a Fundação Bill & Melinda Gates ajudou com o financiamento, e a GSK contribuiu com 500 milhões de dólares desde que as pesquisas se iniciaram.

Os primeiros experimentos de laboratório que levaram à produção da RTS,S começaram nos anos 1970. Estudos militares em 1987 demonstraram que uma forma inicial dessa vacina oferecia certo grau de imunidade. Dos seis pesquisadores que se voluntariaram para testá-la, deixando-se picar por uma nuvem de mosquitos infectados, cinco pegaram malária e um foi poupado. Equipes dos laboratórios do exército lideradas pelo Dr. Rip Ballou, trabalhando em conjunto com as equipes da GSK lideradas Dr. Joe Cohen, conseguiram melhorar a vacina ao ponto que ela chegou na sua forma atual. Se a

RTS,S previne infecções ou apenas as posterga por alguns anos, ou mesmo por quanto tempo a proteção supostamente duraria ainda são questões sem resposta, mas os resultados são encorajadores.

Contudo, a proteção oferecida pela RTS,S é parcial (funcionando em apenas 50% dos casos), e além disso são necessárias quatro injeções para atingir a imunidade. Mesmo assim, foi aprovada em 2015 e comercializada com o nome Mosquirix, apesar de ainda não ser recomendada para crianças pequenas, que constituem um dos grupos mais afetados pela doença. Enquanto começa a ser usada em alguns países africanos, outra geração de vacinas vem sendo estudada. Até o momento, não há outro candidato em estágios avançados de testes que se tenha se provado melhor do que a RTS,S.

Contra os insetos: mosquiteiros e engenharia genética

Além dos tratamentos e das vacinas, os métodos mais simples de prevenção podem ter um impacto grande no controle da malária, como vimos com outras doenças infecciosas graves. A Gâmbia é um exemplo. Uma iniciativa que surgiu em 2003 tem trazido uma redução aproximada de 90% das mortes por malária no país, principalmente por causa de inseticidas, mosquiteiros e tratamentos preventivos para crianças. E 50% daqueles com idade abaixo de cinco anos hoje dormem protegidos por um mosquiteiro.

Alguns anos atrás, o governo da Zâmbia lançou um plano ambicioso para reduzir os casos de malária em 75%, e as mortes já caíram 30%. Mais uma vez, usar mosquiteiros e inseticidas, bem como dar tratamento preventivo a mulheres grávidas e o tratamento com ACT em menos de 24 horas da infecção, tem tido efeito significativo. Nos últimos anos, o impacto da malária caiu consideravelmente em outros países da África, como Eritreia e Ruanda e a ilha de Zanzibar. As melhoras variam entre 50% e 75% simplesmente porque as pessoas estão usando mosquiteiros e têm acesso melhor às drogas. Os números mostram que, desde 2000, apenas com o uso dos mosquiteiros, as taxas de infecção caíram pela metade nos países onde essa política era implantada.

Uma vez que novas técnicas desenvolvidas para atacar os insetos vetores se mostraram formas de prevenção muito eficazes, elas também estão sendo estudadas. Por exemplo, se um mosquito incapaz de transmitir os *Plasmodia* puder competir com os mosquitos *Anopheles* inalterados, a população de mosquitos capaz de infectar os humanos vai diminuir ou desaparecer. Com as ferramentas novas de engenharia genética, é possível "fabricar" esses mosquitos resistentes em laboratório. Também foram conduzidos experimentos iniciais com mosquitos infectados com uma bactéria que os torna estéreis, o que significa que a população total de mosquitos cairia quando eles fossem soltos numa área controlada. É pouco provável que os mosquitos de laboratório sejam a solução para a malária, mas, combinados com outras melhorias em tratamentos e prevenção, podem ser uma arma adicional importante na luta.

Outra opção é atuar com a bactéria que normalmente infecta o mosquito *Anopheles*. Como acontece com os humanos, o mosquito *Anopheles* tem uma flora de bactérias que vivem em harmonia com ele. No caso da malária, essas bactérias "boas" ajudariam a impedir que ele fosse infectado pelos *Plasmodia*. Alguns cientistas estão pesquisando a possibilidade de aumentar a concentração dessas bactérias nos intestinos do inseto para melhorar suas defesas.

Ação global

O paradoxo da malária é que, apesar de ainda não termos uma vacina, o tratamento é eficiente e as medidas de prevenção simples têm bons resultados. Pela lógica, não deveria haver mais vítimas. Mas, como foi dito, esses benefícios não foram colocados em prática, principalmente por causa da dificuldade para garantir que todos tenham acesso aos avanços feitos nessa área. Os cientistas não conseguem derrotar as doenças infecciosas sozinhos. Uma intervenção social bem planejada também é necessária. E este é o motivo pelo qual alguns especialistas continuam dizendo que, além de investir dinheiro em laboratório e incentivar as pesquisas de novas drogas e vacinas, devemos fazer o melhor uso possível de todas as ferramentas que já possuímos.

O Dr. Jordi Gómez i Prat, chefe da Unidade de Medicina Tropical e Saúde Internacional em Drassanes, Barcelona, está engajado na luta contra a malária no Parque Nacional do Jaú, no coração da floresta amazônica no Brasil. A experiência dele demonstrou que a batalha contra a malária deve ser adaptada especificamente para cada área afetada. Antes de tudo, é necessário se informar bem sobre o local atendido para entender quais estratégias podem ser mais úteis e saber como localizar os lugares e as épocas em que a doença é transmitida com mais frequência. Isso pode levar a uma mudança de hábito que terá impacto grande na saúde. Por exemplo, se vier a ser descoberto que a maioria das infecções pode ser rastreada até um rio em determinadas horas, então outros pontos ou horários para pesca deveriam ser considerados. Ao mesmo tempo, é necessário trabalhar na direção da melhora da saúde como um todo e lutar contra a má nutrição e contra doenças que possam piorar muito os efeitos da malária.

Trabalhar diretamente com a comunidade afetada também é essencial. Isso significa informar as pessoas sobre medidas preventivas e envolvê-las no projeto para que possam saber como detectar a doença, entender que realmente é uma questão de risco de morte e agir contra ela de forma mais rápida. Com medidas como essa, que não custam tanto dinheiro, muitos casos graves poderiam ser evitados. A equipe do Dr. Gómez i Prat, por exemplo, publicou livros educativos voltados para a população geral, explicando com clareza, com termos de fácil compreensão e acompanhados de ilustrações e testemunhos de crianças, sobre como lutar contra a malária.

Um dos fatores cruciais é o diagnóstico rápido. Quanto mais tempo leva para identificar a doença, mais provável será o contágio de outras pessoas, além de colocar o paciente em risco. As pessoas devem, portanto, ser treinadas para usar um microscópio para identificar o *Plasmodium*, e centros de saúde bem equipados deveriam ser montados nas áreas mais vulneráveis. O objetivo é que todos que apresentarem febre tenham um diagnóstico em menos de 24 horas. Mas Jordi Gómez i Prat sabe bem que falta percorrer um caminho longo até que todos possam receber diagnóstico e tratamento. Na área do Parque Nacional do Jaú, há dois médicos para uma região que é quase do tamanho do Reino Unido, sem estradas, então muitas vezes eles têm de viajar de canoa, o que significa que é muito importante treinar os habitantes locais para que a população se envolva na detecção e no tratamento da doença. O uso inteligente dos recursos disponíveis, guiado por alguém que conhece os problemas específicos de cada região, pode ter resultados significativos. "Neurônios são mais necessários do que dinheiro", diz Gómez i Prat, "e temos que fazer com que os governos se envolvam."

Uma doença exclusiva das áreas tropicais?

A malária é vista sobretudo em países em desenvolvimento, com climas úmidos e áreas em que a pobreza é predominante. Mas, até pouco tempo atrás, ela era mais espalhada. Só em meados do século XX é que foi erradicada da Europa e da América do Norte. Foram os italianos que deram o nome atual da doença, que vinha de *mal aria* (ar ruim), uma vez que acreditavam que era transmitida por miasmas vindos dos pântanos. Em 1940, a Espanha registrou 5.000 vítimas. A malária desapareceu desses climas principalmente porque os territórios de reprodução dos mosquitos (áreas pantanosas, água parada etc.) foram eliminados.

Então, se o sul da Europa oferece as condições adequadas para o mosquito *Anopheles* prosperar, ele não é exclusivo das áreas tropicais. Há algum perigo, então, de a malária voltar para essa parte do mundo na forma de epidemia? Em princípio, a malária pode se expandir para os países desenvolvidos por causa das viagens frequentes para as zonas onde a doença é endêmica, mas devemos nos lembrar que a doença não é transmissível entre humanos. O mosquito tem de atuar como vetor. O turismo é, de fato, responsável pelos casos vistos na Europa, em especial porque muitas vezes as precauções apropriadas não são tomadas. Calcula-se que, em 2004, mais de 2,4 milhões de pessoas do Reino Unido visitaram lugares onde a malária é endêmica, muitos deles imigrantes que foram visitar suas famílias. Apenas 42% dessas pessoas receberam tratamento preventivo. Dos casos de malária registrados em Barcelona entre 1989 e 2005, 96% não completaram o tratamento preventivo. Há quase 1.600 casos de infecções e 6 pessoas, todos turistas, que morreram. Em outras palavras, a taxa de mortalidade é de aproximadamente 4%. A falta de cuidado e a ignorância entre os europeus sobre os sintomas da malária levam os pacientes a não iniciar o tratamento até que a doença já esteja em estágios avançados.

A PIADA SEM GRAÇA DE BILL GATES

Em fevereiro de 2009, Bill Gates deu uma palestra na Califórnia em um evento organizado pela sua fundação. Para ilustrar quão terrível era o impacto da malária, ele soltou alguns mosquitos (sete, ao que parece) no público, dizendo que "não há motivos para achar que só as pessoas pobres deveriam passar pela experiência" do medo da infecção.
Só depois ele garantiu que os mosquitos não eram portadores do *Plasmodium*. Mesmo assim, as pessoas ficaram bem assustadas.

É comum nas agências de viagem, relutantes em recomendar vacinas e tratamentos preventivos porque acham que isso poderia afetar o turismo, não serem dados os avisos necessários. Jordi Gómez i Prat recomenda às pessoas que querem viajar para algum país onde a malária seja endêmica que sempre consultem um especialista em doenças tropicais. "Se você conhece os riscos, pode agir de acordo e se proteger melhor." Se a pessoa é informada sobre como a malária é transmitida, o planejamento de medidas preventivas é mais fácil e os riscos são quase zero. "É como olhar para os dois lados antes de atravessar a rua", diz ele.

Não é um problema só dos turistas; existe, também, uma "malária de aeroporto", que aparece quando um mosquito é carregado em um avião que sai de uma área onde a malária é endêmica e vai para um país livre dela (no geral, para a Europa e a América do Norte). Sabe-se que os mosquitos *Anopheles* pegam aviões porque, no raio de alguns quilômetros em volta dos aeroportos internacionais (como os de Nova Iorque e Los Angeles), com frequência há casos individuais de malária, em especial nos períodos de clima quente, quando o mosquito tem uma chance melhor de se reproduzir. Assim, não deveríamos nos surpreender ao constatar que casos recentes de malária foram vistos em lugares como a Suécia. O fato de que o planeta inteiro é afetado pelo aquecimento global só aumenta as chances de o mosquito se espalhar, e isso não se aplica só à malária, mas também a outras doenças transmitidas por insetos, como a dengue. Em teoria isso poderia ser a causa de epidemias futuras de doenças tropicais fora das áreas endêmicas.

Epílogo

Quando apresentei o primeiro rascunho deste projeto aos meus editores catalães alguns anos atrás, eles se surpreenderam ao ver que, no resumo de um dos capítulos, eu afirmei com confiança que em breve teríamos uma pandemia nova. Também comentei sobre as epidemias que mataram milhões de pessoas, aumentando a agressividade dos vírus, sobre bactérias que não estavam mais respondendo aos tratamentos, sobre armas terríveis capazes de alcançar qualquer um e sobre o aparecimento repentino de novas doenças contra as quais não temos como nos defender. Eles pensaram que eu talvez estivesse sendo um pouco alarmista. Mas essa é a realidade, e infelizmente o aparecimento da Covid-19 confirmou minhas previsões. O fato de que o público em geral não está totalmente alerta para o papel que as infecções desempenharam na história da humanidade, e continuarão desempenhando, é umas das razões que me motivaram a escrever este livro.

O que eu descrevi nestas páginas está acontecendo à nossa volta e não podemos ignorar. Isso não são apenas teorias e previsões sobre um futuro que nunca veremos. Já presenciei um hospital inteiro em Nova Iorque sendo fechado por horas em 2001 por causa do pânico de um ataque com armas biológicas depois que alguém derrubou uma rosquinha coberta de açúcar na recepção, deixando um pó branco que foi confundido com esporos de antraz. Em algum outro momento poderia de fato ser antraz.

Tive a ideia de escrever sobre esse tema muito antes de o aparecimento da pandemia de Covid-19 nos mostrar que não somos imunes às pandemias do século XXI. Depois das minhas tentativas anteriores de escrever livros de divulgação científica, comecei a pensar sobre qual campo da ciência poderia interessar aos leitores. Não só isso, queria encontrar áreas nas quais, por causa da sua importância para nossa saúde, com frequência, houvesse alguma cobertura de mídia, mas que também levantassem questionamentos do público que justificassem a tentativa de um cientista de oferecer explicações compreensíveis. Isso não foi tão difícil.

Durante o período que passei em Nova Iorque, pesquisando câncer e envelhecimento celular, também tive a oportunidade de trabalhar com um grupo de cientistas de renome internacional no campo das doenças infecciosas, e alguns deles aparecem neste livro. Na época, era um campo completamente novo para mim, mas o entusiasmo deles era contagiante, e me lancei no aprendizado de tudo o que podia sobre microrganismos. Vários artigos em conjunto com outros pesquisadores publicados em periódicos especializados foram o resultado eventual do desejo de descobrir coisas novas, bem como um fascínio pelo assunto que perdura até hoje. Espero ter infectado um pouco meus leitores com a fascinação por cruzar limites e espero, também, ter tornado o mundo misterioso dos microrganismos um pouco mais conhecido.

Só podemos nos maravilhar com a perfeição biológica das formas mais simples de vida que existem. Com frequência as ignoramos ou as desprezamos, mas a habilidade que elas possuem de sobreviver contra todas as probabilidades é algo que os humanos sempre invejarão. E esse é o motivo de terem nos vencido por mais de um milênio. No último século e meio, fomos capazes de lutar para conseguir algum controle sobre a situação, mas ainda estamos sujeitos à tirania deles, e é importante nunca nos esquecermos disso. Doenças novas com o potencial de nos eliminar da face da Terra aparecem constantemente. Aprendemos como conter algumas delas, mas outras nos pegam de surpresa e desaparecem antes de sermos capazes de reunir nossas defesas. Se um vírus que é transmitido tão rápido quanto uma gripe ou a Covid-19 e tem uma mortalidade que se aproxima do Ebola aparecer algum dia (e essa possibilidade não é tão remota quanto gostaríamos de imaginar), teremos de lutar com todas as nossas forças para sobreviver como espécie. O melhor seria estarmos preparados.

Tem uma coisa sobre a qual deveríamos ter muita clareza: estamos todos no mesmo barco. Não podemos ignorar uma epidemia só porque está acontecendo a milhares de quilômetros de distância de onde vivemos. Precisamos saber como detectar os surtos de doenças graves com rapidez, para que possamos pará-los e erradicá-los antes que se espalhem por todo o planeta. Não podemos continuar projetando estratégias locais sozinhos; temos de fazer isso em todos os lugares do mundo em uníssono. Isso significa investir recursos, especialmente em países em desenvolvimento.

A pandemia recente de Covid-19 foi um teste para os nossos sistemas globais de defesa. Vimos que há muito espaço para aprimoramento, mas que também estamos nos coordenando e agindo com mais eficiência. Da próxima vez, e com certeza haverá uma próxima vez, espera-se um resultado melhor. A informação agora está viajando mais rápido do que nunca, e só precisamos fazer com que todos os governos do mundo entendam que, se todos agirmos juntos, teremos a chance de salvar milhões de vidas. Por sorte, essa visão necessária dos humanos se unindo contra um inimigo comum está se tornando mais e mais generalizada.

O século XXI pode ser, também, a primeira ocasião em que pararemos de testemunhar milhões de pessoas morrendo de doenças contra as quais temos medidas eficientes há algum tempo. Parece que esse fato agora está estabelecido nos lugares certos e os programas projetados para ajudar a África, as Américas e a Ásia a escapar das garras dos microrganismos estão começando a ter efeito. Espera-se que as drogas e as vacinas cheguem em breve a todos que precisam deles, não importa onde estejam.

Como eu disse no início, compartilhamos a Terra com os microrganismos. Na verdade, o planeta é deles. Somos apenas parentes distantes que foram convidados para a festa. Se quisermos continuar vivendo aqui, temos de aprender a estabelecer limites. Temos as ferramentas e a inteligência para isso. Então, vamos ver agora se conseguiremos.

Glossário

Antibióticos: substâncias que matam uma bactéria ou bloqueiam seu crescimento. Muitos são obtidos a partir de microrganismos, enquanto outros são modificações laboratoriais de produtos naturais.

Anticorpos: proteínas que reconhecem partes específicas de um organismo que nos infecta e ativam outros mecanismos de defesa. Os anticorpos são parte do nosso sistema imunológico. As vacinas agem induzindo a produção de anticorpos específicos contra um micróbio para que o corpo esteja mais bem preparado no caso de uma infecção.

Antígenos: estruturas específicas de um microrganismo que são reconhecidas pelos anticorpos. Os antígenos, isolados e purificados, são usados como vacinas porque ativam o sistema imunológico.

Antirretrovirais: antivirais usados especificamente contra o HIV. São o tratamento preferencial para prevenir o aparecimento da Aids em pessoas infectadas pelo vírus.

Antivirais: drogas que param o crescimento de um vírus. Possuem eficiência limitada e são, portanto, menos capazes de curar infecções virais.

Atenuado: um microrganismo vivo que foi modificado para impedi-lo de causar qualquer doença. Micróbios atenuados são usados em determinados tipos de vacinas.

Bacilli* ou *bacilo: bactéria de formato alongado.

Bubões: nódulos linfáticos inchados e inflamados resultantes de uma infecção pelo *Yersinia pestis* que levam aos tumores típicos da peste bubônica.

CDC: Centros de Controle e Prevenção de Doenças do governo dos Estados Unidos, responsáveis por coordenar as respostas aos surtos de doenças infecciosas, entre outras atividades.

Cepa: variação de um microrganismo com características genéticas particulares, por exemplo, uma cepa do vírus influenza.

Citocinas: substâncias químicas liberadas pelo corpo humano para "despertar" suas defesas quando se depara com um invasor. Se uma quantidade muito grande é produzida, uma reação inflamatória excessiva ocorre com um acúmulo de fluidos nos lugares errados, o que pode impedir os órgãos de funcionar e, em casos extremos, levar à morte.

Cocci: bactéria de formato redondo.

Endêmica: descreve uma situação na qual uma doença infecciosa está presente constantemente em uma região sem o aumento ou a redução média do número de casos.

Epidêmico: um número maior do que o normal de pessoas infectadas. A palavra normalmente descreve um surto que se espalhou para afetar uma população bem grande.

Fissão binária: processo pelo qual uma bactéria se divide em duas partes exatamente iguais.

Granuloma: lesão formada pelo acúmulo de células imunes que tentam isolar uma substância estranha que não foram capazes de eliminar. A tuberculose e a lepra são duas infecções que causam granulomas.

Gripe sazonal: surto anual de influenza que começa no início dos meses frios e termina na primavera.

***HAART*:** *Highly Active Antiretroviral Therapy*, terapia antirretroviral altamente eficaz, uma combinação de, no mínimo, três antirretrovirais de pelo menos dois tipos diferentes. É o tratamento usado atualmente para a Aids.

Hemaglutinina: proteína da cápsula de um vírus que permite que ele se prenda nas células dos organismos que ele infecta. Há 16 tipos e é um dos antígenos usados na produção de vacinas. Representada pela letra H.

Imunização: a ativação do sistema imunológico de uma pessoa, por exemplo por meio de uma vacina, para torná-lo impenetrável para um micróbio.

Inatividade: o estado de um microrganismo que foi morto para ser usado como vacina.

Leucócitos (ou células brancas): células do sangue designadas para lutar contra infecções.

Linfócitos: um tipo de leucócito que, entre outras coisas, produz anticorpos.

Lipodistrofia: uma doença que afeta a distribuição da gordura corporal. É comum entre as pessoas soropositivas que estão sendo tratadas com antirretrovirais. Elas perdem gordura do rosto e das extremidades e acumulam no torso, a ponto de criar uma deformidade considerável.

MDR **(*multi-drug resistant*, em português, multirresistente às drogas):** bactérias resistentes a mais de um antibiótico.

Microbicidas: cremes que são aplicados na vagina antes da relação sexual com o objetivo de prevenir infecções, em especial por HIV.

Micróbio: um microrganismo.

Microrganismo: um ser vivo de tamanho tão pequeno que só é visível por meio de um microscópio, como vírus e bactérias.

SARM: *Staphylococcus aureus* resistente à meticilina e a bactéria mais comum entre aquelas que são resistentes a vários antibióticos.

Neuraminidase: a proteína da cápsula do vírus influenza que permite que o vírus se solte da célula hospedeira para sair e infectar outras. Há nove tipos, e é um dos antígenos usados para fazer vacinas. Há antivirais que inibem essa função. É representada pela letra N.

Pandemia: uma epidemia que se espalhou por um continente como um todo ou até pelo planeta inteiro.

Plasmídeos: genes isolados do genoma de um micróbio que podem ser trocados com outros microrganismos.

Reservatório: um lugar onde os micróbios podem se acumular e a partir do qual podem infectar os humanos de novo no futuro. É muito comum que os animais que atuam como reservatório não sejam afetados pela presença do micróbio, não mostrando, portanto, sintomas da doença.

Resistência: mecanismo pelo qual uma bactéria deixa de ser suscetível às drogas que normalmente a matam ou a inibem.

R0: a soma de novos contágios que cada pessoa infectada pode causar em média. Em outras palavras, o número de pessoas que podem pegar uma infecção microbial de cada indivíduo já infectado.

Sistema imunológico: uma rede de defesas formada por tecidos, células, proteínas e outras substâncias que trabalham de maneira bem coordenada para parar qualquer coisa que detectem como estranha. O *sistema imunológico inato* ataca invasores não específicos, e o *sistema imunológico adaptativo* é acionado para atacar cada invasor específico.
Soropositivo: um paciente que foi infectado por um microrganismo e tem anticorpos contra ele na corrente sanguínea. Normalmente usado para se referir às pessoas soropositivas para o HIV.
Surto: infecção localizada em um grupo pequeno de pessoas, como uma família, uma escola ou até um vilarejo.
Virulência: agressividade de um micróbio, definida pela gravidade dos sintomas que causa.
***XDR* (*extensively drug-resistant*, em português, extensivamente resistente às drogas):** um tipo de MDR resistente à maioria dos antibióticos usados normalmente.

Agradecimentos

Meus agradecimentos aos colegas que guiaram meus primeiros passos no mundo fascinante dos estudos dos microrganismos: Dr. Luca Gusella, Dra. Arantxa Horga, Dr. Adolfo García-Sastre e Dr. Luis Martínez-Sobrido. E lhes agradeço ainda mais pelas deliberações e conversas que acabaram aparecendo nesse livro. Mil obrigados para o Dr. Jordi Gómez i Prat, a Dra. Marta Giralt, o Dr. Joan Fontdevila e à Dra. Ana Fernández-Sesma pela ajuda, pela supervisão generosa e por me deixar entrevistá-los. Outros mil obrigados para C. J. Peters, L. Margulis, D. Sagan, D. H. Crawford, D. Grady, G. Kolata e M. Siegel pelos seus livros sobre o tema, que foram minhas referências.

Minha gratidão a Gonzalo Pontón, por sua contribuição para moldar esse projeto, a Pau Centellas e Carlota Torrents, por seus papéis em transformá-lo no que, por fim, acabou sendo este livro; a Emili Rosales e Ramón Perelló, por ajudarem a fazer o projeto crescer, e a Isabel Martí e Josep Maria Espinàs, pela orientação e pelo aprimoramento do material.

Como sempre, meus agradecimentos a Yolanda, Pol, Antoni-Jordi, Josefina e Ana por estarem do meu lado, por me ajudarem nos momentos difíceis e por não me pouparem com suas críticas.

Este livro foi publicado em outubro de 2020, pela Editora Nacional,
impresso pela Gráfica Impress.